JN092870

認知症は予防が９割
ボケない７つの習慣

森勇磨

マガジンハウス新書
014

まえがき

まず結論から言っておきましょう。
認知症は治りません。

医学がここまで発達した現代においても、世界中のどこを探しても「認知症を治す方法」は存在していません。人間の臓器の多くは、一旦その機能を失ってしまうと、「不可逆」、つまり元には戻らないことがほとんどで、脳も例にもれず、認知症になり、機能が落ちてしまうと元には戻らないのです。そして高齢化に伴い、認知症の数も増

え続け、2025年には日本で約675万人が認知症になると予測されています。※

あなたは今、いずれ向き合わなければいけない「認知症」という存在をどこまで意識できていますか？　60歳、70歳、80歳と年齢を重ねていくごとに認知症の存在は大きく身近なものになっていくでしょうが、特に生活に不便を感じていない段階では、認知症のことはなかなか意識しづらいもの。

多くの場合、その問題に直面するのは、「両親の認知症」からです。

日常のやりとりの中での微妙な違和感から、徐々に症状が進行し認知症へ。やがてあれよあれよという間に症状が進行し、自分のことを認識できなくなったり、性格がまったく変わってしまい、介護が必要な状態になっていきます。そして寝たきりになってしまった両親の介護をしながら、

「自分もゆくゆくは父親のようになってしまうのだろうか」
「死ぬときは何も分からない状態になってしまうのか」

なかば、諦めてしまい、自分もぼんやりと老後を過ごし、時が過ぎ認知症になるのをただ待つだけの人もいます。

しかし、ちょっと待ってください。

認知症を治す方法はない、こう言いましたが、現代の科学で証明されている、認知症を「予防」する方法ははっきりと存在します。その中には、一般的にはあまり知られていない方法も存在しますし、逆に効果的と思われているのに、実際には効果が証明されていない認知症対策も多いです。認知症に「なってから」現代の医学で対応できることは、医者の判断で進行を遅らせる薬を投与することが主な手段。

しかし、認知症になる前であれば、医者に頼らずとも、自らの手で、取り組んでおくことで、認知症予防に有効とされる適切な対策がいくつも存在しています。

あなたは、自分の70代、80代、そして90代の姿を思い描けていますか？

日本人の平均寿命はどんどん延び続け、今後は「人生１００年時代」、１００歳まで生きるのが珍しくない時代が来ると言われています。ただし、当然寿命が延びるほど脳も経年劣化し、さびついていきます。だからこそ、人生１００年時代において、最後まで軽やかに人生を走り抜けるために「認知症予防」は必須の知識なのです。

認知症は、なってからできることと、なる前にできる予防はまったく違います。

「認知症は予防が９割」こう言ってしまっても、まったく言い過ぎではないんです。

本著では、あなたがこれからの人生を1日でも長く、家族や友人と、自分の足で、五感を感じて、元気一杯で生活できるように、認知症予防のすべての知識を詰め込みました。知識だけではなく、実生活の中でどのような対策をしていくべきなのか、具体的な方法についても分かりやすく紹介しましたので、今日から取り組んでほしい内容ばかりです。ぜひ正しい認知症予防を知ってもらい、人生を最後まで、自分の意志で駆け抜けられる人が1人でも増えてくれたら私にとってこれ以上の喜びはありません。

予防医学ｃｈ・医師　森　勇磨

※ https://mhlw-grants.niph.go.jp/system/files/2014/141031/201405037A/201405037A0001.pdf

認知症は予防が9割 脳がさびない7つの習慣◎もくじ

第二章

絶対に見逃してはいけない！「いつもと違うちょっと変な感じ」が認知症のサイン

第二章 科学的に正しい認知症リスクを下げる7つの習慣

第四章 認知症の種類と脳の仕組みを知ろう

第五章 もし認知症になったら？ 早期発見が人生の航路を決めてくれる

あとがき

第一章

認知症は治らない

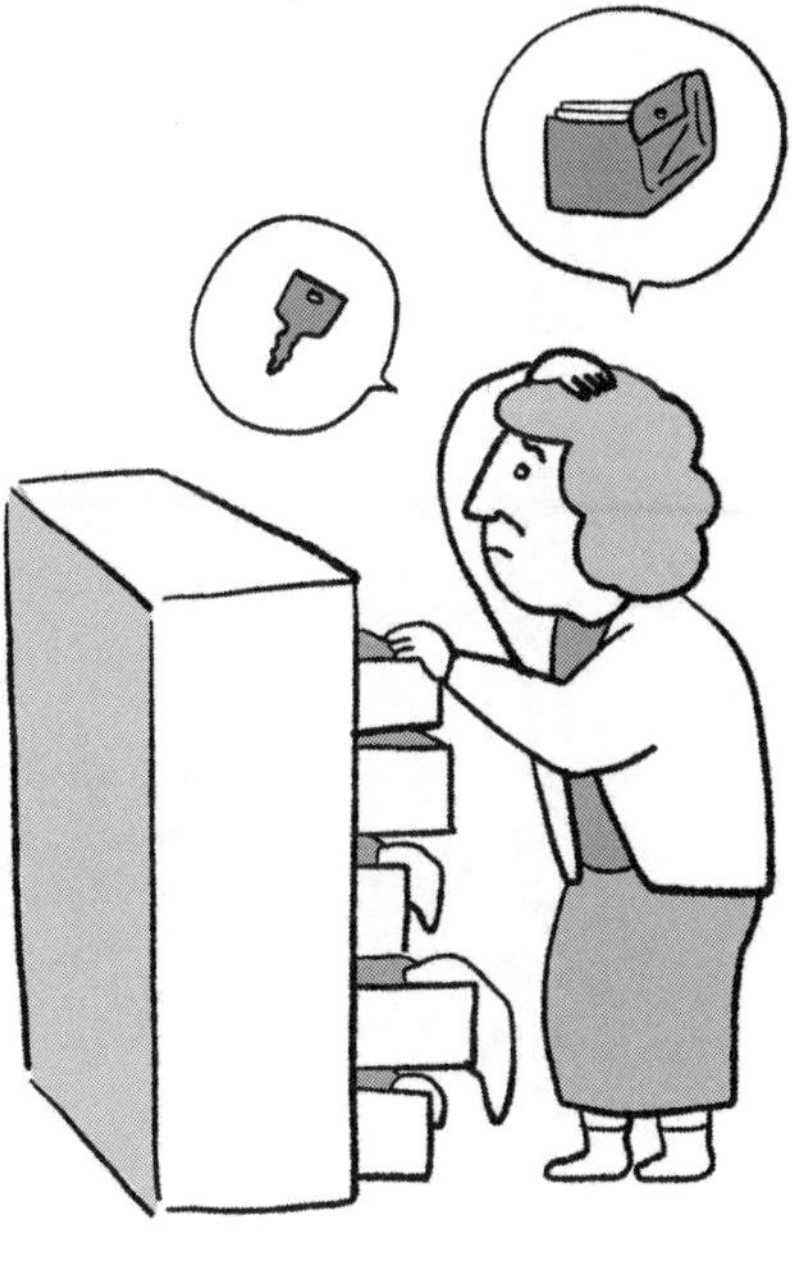

脳は最後の砦。
一度壊したら、医者でも治せない

もっともなりたくない病気、家族になってほしくない病気

「ずっと気ままな一人暮らしを楽しんできましたが、還暦を迎えた今年急に先行きに不安を感じるようになりました」

「最近ずいぶんボケてきた気がします。この自覚があるうちになんとか改善し、認知症を防止したいと思っています」

「自分はどんな形で死ぬのかと、不安です。死ぬことは怖くないのですが、認知症が心配です。70歳になります。大丈夫かしら」

私のYouTubeチャンネル「予防医学ｃｈ」で、認知症に関する動画を公開したところ、このようなコメントを多くいただきました。特に家族や親戚などに認知症の人

がいる人は、介護の大変さを知っているからこそ、自分はなりたくない、周りに迷惑をかけたくない、という思いが強いように感じます。

ある認知症の予防に関する意識調査では「自分自身がもっともなりたくない病気」は「がん」をおさえ、「認知症」が第一位。また別の調査では「親に患ってほしくない病気は？」と聞いたところ、こちらも「認知症」が一位となったという結果があります。

大切な人に名前を忘れ、顔を忘れ、そして自分が誰かも忘れてしまう。「そんな病気は避けたい」と誰もが思うことでしょう。

しかし、この調査はそもそも質問と答えが合っていないのです。というのも、**認知症という「病気」はないからです。**

認知症が病気ではない？

では認知症とはいったいなんなのでしょうか？　この問いにすぐ、答えられる人は少ないのではないでしょうか。認知症ががんなど他の病気と違うのは、疾患のある場合でも**「生活の中で困る症状があるかどうか」**に焦点が置かれていることです。

認知症は、次の3つの流れで症状が出現する仕組みになっています。

①脳になんらかの疾患が起こる……脳の血管の詰まり、脳の萎縮など。
②認知機能が損なわれる……計算能力が落ちる、同時に2つのことができなくなるなど。
③①②によって生活機能が障害される……料理ができない、お金で買い物ができないなど。

反対に言ってしまえば、脳の疾患があっても、認知機能・生活機能に障害がなければ、認知症と判断されることはないのです。ここまで、便宜上何度も病気と呼んできましたが、**認知は病名ではなくて、症状のことなのです。**認知「病」と言わないのはそのためです。認知症と似た症状を示す病気には、鬱病のようにちゃんと「病」の字がついていますよね。しかし認知症はあくまで症状のこと。脳の機能が使えなくなるから起こる症状の総称を認知症と呼ぶのです。

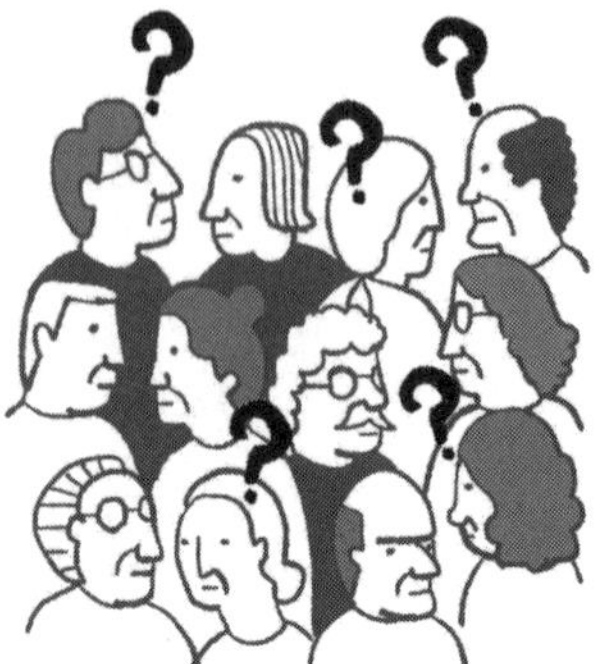

認知症の出現と症状までの経緯

認知症の症状が出現する始まりは、脳の血管の詰まり、脳の萎縮などの「脳の疾患」からです。

脳の疾患が進むと、計算能力が落ちる、同時に2つのことができなくなる。つまり**「ものごとを認知できない」**状態となります。

では「ものごとを認知できない」とはいったいどういうことでしょうか。

たとえば、あなたの前にみかんが一つあるとします。「これは何でしょう?」と聞かれれば、普通に「みかんです」と答えますよね。実はこれはあなたの脳が**「目の前**

のみかん」と「かつてみかんと触れ合った記憶」とを照合し、その記憶の中から名前を検索し、他の似たものと比較して、最終的に判断を下しているからなんです。今ではAIによる画像認識技術も発達してきましたが、人間の脳はさまざまな情報を処理するため、自然とこのようなプロセスを踏んで、「分かる」「認識する」という状態にもっていっているのです。

この一連の、情報処理をする能力を「認知能力」と言います。この認知能力が低下すると、瞬時に「これは、みかんだ」と理解できなくなるのです。

もちろん、無意識のうちにしているこのようなことができなくなるのですから、通常の生活が成り立たなくなって当然です。

自分だけではできないことが増えて、身の回りの世話を周囲の人にしてもらう。そうなると「生活機能の障害」が起こります。「生活機能の障害」とは、ご飯が作れない、ものがどこにあるのかが分からない、買い物に行けない、など基本的な生活が送れないという状態になることをいいます。

簡単に説明すると、①脳になんらかの疾患が起き、②認知機能が損なわれ、③それによって生活機能が障害される、と、この3つの流れで認知症が引き起こされることとなります。

この認知症は、本当に誰もがなる可能性がある病気であり、いわば「脳の生活習慣病」です。どうしてもネガティブなイメージが多く、できればなりたくないと思うのは当然のことと思います。

「もしなってしまったらどうしよう？　治すことはできるの？」

ハッキリ言います。

一部を除いて認知症は治る病気ではありません。

医学の力で治すためには「治療薬」が必要ですが、残念ながら現代の医学では認知症の進行を遅らせる効果が期待できる薬はあれど、「治療」する薬は存在しないのです。

そして**認知症と診断されてから平均して10年くらいで、肺炎などの感染症でお亡くなりになることが多いと言われています。**認知症自体が直接死亡に結びつくということはありませんが、食事がとれなくなる「むせ」により誤嚥《ごえん》性肺炎になりやすくなったり、転倒して骨折しやすくなるといった複数の要因から、発症からだいたいの生存期間は7~10年と言われているのです。

また認知症は、症状が起こった本人以上に家族や周りの人たちへの影響の大きさも問題となります。

もし家族が認知症になったと聞いた時、まず何を想像されるでしょうか？

「身体的にも精神的にも介護が大変そう」

「近所に迷惑がかかるんじゃないか」

介護のストレス、世間の目、周りへ迷惑をかけないかという心配。認知症の人、本人からの暴言、暴力によりこれまでの関係性が壊れてしまうのではという恐怖……。「あんなに温厚だった夫なのに、毎日怒鳴り散らすようになった」「言うことをまったく聞いてくれなくなった」など、認知症で本人が変わりゆく姿を目の当たりにする家族は、本人以上につらい心境になる場面にあうことが多いかと思います。

聡明だった父が子どものようにわがままになり幼稚さを増していく姿、テキパキと家事をこなしてきた母が、お湯を沸かすことができず狼狽《うろた》えている姿など、大切な家族の人格が、音をたてて崩れていってしまう様子を見ることはやり切れない思いでしょう。発症した人だけではなく、その周りの人たちの心を少しずつ擦り減らしていく。そんな非情な存在が認知症です。

65歳以上の高齢者の5人に1人は認知症になる時代

内閣府の「日本における認知症の高齢者人口の将来推計に関する研究」（ｐ29）によると、２０２０年には65歳以上の高齢者の６人に１人、２０２５年には５人に１人が認知症の症状が出ると予想されています。超高齢化時代、この確率は今後増えていくことが予想されています。

ＯＥＣＤ（経済協力開発機構）によると、日本人の認知症有病率（病気を持っている人の割合）は２・33％。この値は調査対象の先進国35カ国の中でもっとも高く、ＯＥＣＤ全体の平均値が１・48％と考えると、日本の認知症患者がどれほど多いか分かります。

認知症の動向

日本における認知症の将来推計

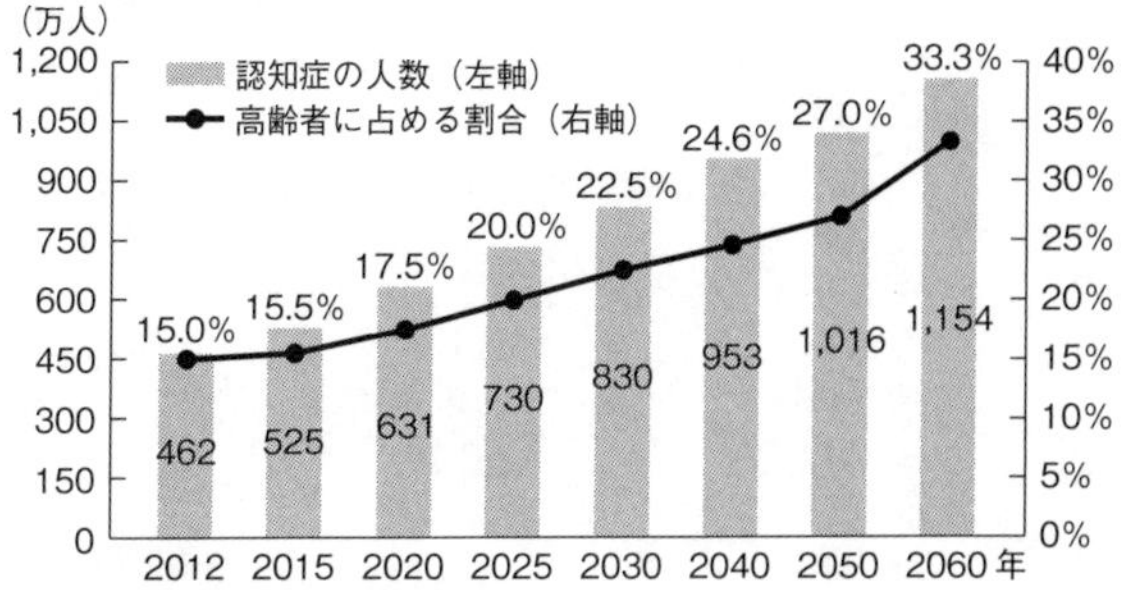

出典：「日本における認知症の高齢者人口の将来推計に関する研究」推計には、2012 年以降の各年齢層の認知症有病率が一定と仮定した場合と、糖尿病有病率の増加に伴い上昇すると仮定した場合の２種類があり、グラフの数値は後者

高齢者が増えるほど、認知症の人の人数も増加。2040 年には高齢者の 4 人に 1 人が、2060 年には 3 人に 1 人が認知症となると予想されています

人生１００年時代といわれていますが、寿命が延びるとともに認知症患者は増えることとなり、身体とともに脳の健康寿命をどれだけ延ばせるのかが、社会全体の課題ともなってきています。

根本的な治療ができないといった点や、周りの精神的、経済的負担を考えると、認知症は一度発症したらじわじわとその恐ろしさを増す病気といえます。

しかし、その不安ばかりが先行してしまい、認知症に関する正しい情報はあまり知られてないのが現状です。分からないからこそ不安になる。不安になるから、正しい情報の取捨選択ができなくなるのです。それでは永遠に認知症の恐怖から逃れることはできません。誰しもがなりえる病気だからこそ、いざその事態になっても動揺せず、冷静な判断ができるよう、認知症に関する正しい知識、正しい予防法を知ることが大変重要なんです。

前述したように、認知症は基本的に治る病気ではありません。なってからできることは決して多くはなく、なったら治療の手段は、進行を遅らせるものしかありません。つまり「予防が9割」なんです。

だからこそ、しっかりと科学的に正しい認知症予防を行い、脳の健康寿命を延ばし、幸せな老後の時間を少しでも長くしていくこと。文字どおり「人事を尽くして天命を待つ」こと。これに尽きるのです。

ほとんどの人は認知症は予防できることを知らない

しかし「予防」と聞くと、すぐに効くわけではないのに、毎日の生活が制限されたり、若干煩わしいイメージがしますよね？

規則正しい生活習慣に、健康的な食生活に適度な運動。分かっているけど、続けられない……というものばかり。その気持ち、すごくよく分かります。

また「予防」というのは、現在抱えている病気だったり、あるいは太っているので痩せたい、荒れた肌をきれいにしたい、といったような「現状を変えたい」という欲求に比べると、今困っているわけではないので後回しにされがちです。

しかし、**人生１００年時代、長期的な視点で考えた時の重要度で考えると、目先の短期的な欲より認知症を含めた「病気の予防」が真っ先に挙がってくる点は共感して**

もらえるかと思います。

予防というと煩わしい習慣と思いがちですが、認知症にならないためにできることは、そんなに多くありません。ほとんどは明日から始められる簡単な習慣ばかりです。毎日の生活に少し知識をプラスするだけで、認知症の確率を自分の手で下げることができるのです。

詳しくは第二章で説明しますが、**「音量を下げる」「歩く」「食べるものに気をつける」などほとんどが余分な労力なく毎日できるものばかり。**だからこそしっかりやり切ってほしい、と私は声を大にして言いたいのです。

「認知症になりたくない」と言っているだけでは、なる可能性は年齢とともにただただ高くなるだけです。毎日の行動をほんの少し変えるだけで「認知症になりたくない」が「認知症になりづらくなる」という気持ちの余裕にもつながるのです。

脳の予防は最後の砦

私は救急現場で働く中で、病状が悪化し、後悔の念に苦しむ多くの人々と接してきました。高血圧なんて大丈夫と思って放置した結果、動脈硬化が進行し脳の血管が詰まり、半身麻痺で運ばれてきた方。暴飲暴食を繰り返した結果、血糖値が跳ね上がり意識朦朧《もうろう》とした状態で来院された方。がん検診を受けておらず、がんが進行した状態で体中の痛みを訴え来院された方。そんな患者さんを診療する中で、何度、

「元気な時に、もう少し自分の体のことを知っていれば」
「健康に生きることに、もう少し貪欲になってもらえれば」

と悔しく思ったかは分かりません。もう少し早く気づきを与えることで患者を救えたかもしれない。そんな経験から、私は医者として病気にならないための正しい医療情報をYouTubeで発信してきました。視聴者から「とても分かりやすくて勉強になりました」との声や、医療関係者からも「この動画のおかげで理解が深まりました」という声をいただくたびに、微力ながら正確な医療の知識を広げられているという実感も増えてきました。そんな中、「もっと前に知識があったら父を亡くすこともなかったのでは……と思うととても悔しいです」という親族や身近な人をなくした人のコメントを目にすることが増えてきました。そのたびになんとも言えぬ無力さに苛《さいな》まれ、「病気に関しての情報だけではなく、病気になる前の予防の重要性をより多くの人に届けないと、医者として病気から人を守ったことにならない」と感じ、予防医学の発信に力を入れてきたのです。

そんな予防医学の最後の砦《とりで》が「脳」の予防、すなわち認知症予防になります。生活

習慣や食生活に気を使い、肉体的に健康な状態を維持するのも重要ですが、その司令塔である脳の予防は何よりも重要です。

「認知症になりたくない」と、加齢を悲観するだけではなく「認知症になりたくない。そのためにはどうしたらいいか」と考えるところから、予防医学は始まります。認知症について正しい知識を学ばず、「何の対策もしていなかった」と後悔しないためにも、この本を手にした人にはそういったことがないようしっかり学んでほしい。そして晩年、大切な人の顔を思い浮かべながら、人生を終えるようになってほしいのです。**この世で感じる最後の幸せは、自分の周りにいてくれる人の顔を忘れず、しっかりと感謝して人生をまっとうすることと考えると、認知症を予防することは、この超高齢化時代を生きていく中で必須となってくる知識だと、私は切に思うのです**

そこでまずは、認知症になると人はどうなるのか、みなさんに知ってもらいましょう。第二章では絶対に見逃してほしくない認知症の症状をご紹介します。どの症状も一見、何でもない日常の延長に見えますが、そこに潜む一瞬の違和感に気づいていただきたいのです。

第二章

絶対に見逃してはいけない！「いつもと違うちょっと変な感じ」が認知症のサイン

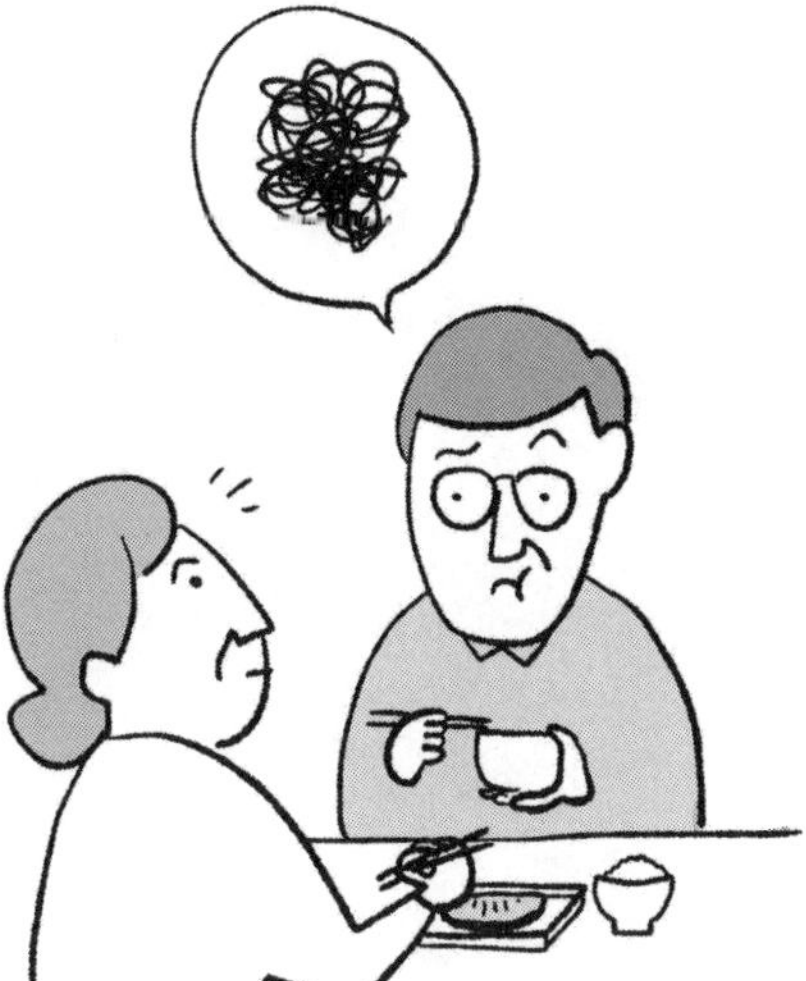

あれ？　何かいつもと違う？
その違和感に
気づけるかどうかが別れ道

認知症は誰がいつ気づく？

認知症の発見、といっても、その違和感は日常生活のほんの一片。どのような時に気づくことが多いのでしょうか。

たとえば家族や周囲の年配者の人を考えた時、このような場面があったら、それは黄色信号。要注意です。

□こちらが言ったことに対して、何度も同じことを聞き返す。
□少し前にご飯を食べたことを忘れて「ご飯まだなの？」と怒ってくる。
□スマホのメッセージの文章を、変なところで区切って送ってくる。

認知症に気づく過程はそれぞれですが、だいたいにおいて、ほんの些細《ささい》な変化がだんだんと存在感を増して、違和感に発展することが多いかと思います。最初はほんの少しの雪で作っていた雪だるまが、転がしていくうちに気がついたら大きくなっていたイメージです。

もの忘れや聞き返しが多くなると、周りの人たちも少しずつ苛立ちを持つようになります。いつものことがいつものようにできなくなると周りも本人も次第に余裕がなくなってくるのです。本人も自覚がないまま感情的になっているため、「最近喧嘩が増えてきたな」と思うことが多くなり、家族それぞれの感情が少しずつずれていく中で言い争いが増えていくなど、人間関係の綻びは次第に周囲からも目に見えるようになってきます。

家の中で言い争いが増え、大きな声で騒ぎ出したところを近隣の住民が通報し、警察との話の中で病院の診察を勧められたという人もいます。このようなケースは人間関係が密な離島や田舎では起こりやすいです。反対に、マンションに住んでいて、隣の人の顔も見たことがない、というような都心部では、近隣住民と交流が少ないため異変に気づくことや、援助や介入が難しいところです。

また、家族から見えないところで認知症の症状が出てしまうといった話もあります。毎日スーパーに買い物に行く習慣のあった女性がいました。ある日、一緒に暮らす息子に、警察から電話がかかってきたのです。話を聞くと「母親がスーパーで万引きをしていた」とのこと。よくよく調べてみると、スーパーに行ったら必ず同じものをこれまでも万引きしていたらしいのです。これは社会性の欠如であり、認知症の症状のひとつです。

何度も万引きを行ってしまうのは、毎日同じような行動を繰り返しとるようになってしまう「常同行動」と呼ばれる行為によるものです。家族から見ると「いつもどおりスーパーに行って、買い物をして帰ってきた母親」にしか見えないものだから、なかなか認知症に気づくことができないのです。

このように認知症の発見は、見逃しやすい分、家族、また周りの人などが、その違和感をかかりつけの医師に伝えることが非常に重要です。あるいはまず、周りの人に相談しましょう。治らない病気だとしても、早期発見により、本人や家族の悩みや負担が深刻さを増す前に軽減できるという大きなメリットがあります。

「気づくのは難しいのに、早期発見だなんて難しすぎる」

そんな声が聞こえてきそうです。

そこでここでは、私が考える**「絶対に見逃してほしくない認知症のサイン」**をお伝えします。自分や家族が認知症だとは誰もが受け入れたくないのが現実ですが、今回紹介する症状があった場合、一度認知症という病気を疑い、これからすべきことについて、家族で考える時間を作ってほしいと思います。

認知症は「病識」がないことが大前提

まず、認知症の症状の背景に共通する要素として、認知症の人々にはすべてではありませんが「病識」はないことが多いのです。病識、という言葉にはいくつかの定義がありますが、「病識がない」とは簡単に言えば「自分が病気であるという自覚がない、あるいはそれを否認している」状態のことです。

これから紹介する症状の中には、自分の認知機能が低下していること、**今までできたことができなくなってしまうことを受け止めきれずに、その結果として「本人たちの世界の中での現実」を成立させるために出現する症状があります。**これらは、自分自身が認知症であるという自覚がない、認識できない状態のため引き起こされることがあります。逆を返せば、接する側の家族や友人にとっても、その人の姿かたちが変化するわけではなく、行動や言動だけ徐々に変わってくるので、その症状に対して腹を立てたり、すぐに納得や理解ができないこともあるでしょう。しかし、近い将来どんな家族の身にも起こりうる話ですし、自分にも降りかかる現象といえます。

では認知症の人の思考回路はどのようになっているのか、どうやって接するのが正解なのか、一緒に見ていきましょう。

「誰!? 私のお金を盗ったのは?」

「私の財布がない! どこにやった!」

認知症の人を介護していて、こんなセリフを言われたことがあるという人も多いのではないでしょうか? 財布や現金、通帳など、本人が戸棚や引き出しなどに管理していたにもかかわらず、そうしたこと自体を忘れてしまい、一緒に住んでいる家族を犯人に仕立て上げたりしてしまうのです。あるいは、「勝手にお金を銀行から引き出している!」と、実際には自分がATMでお金を引き出しているのに、そのこと自体を忘れてしまい、わがまま勝手に騒ぎ立てるケースなどがよく見られます。

「お金を盗まれたと思い込む」。こんな騒ぎ立ては、認知症での非常に多い典型的な

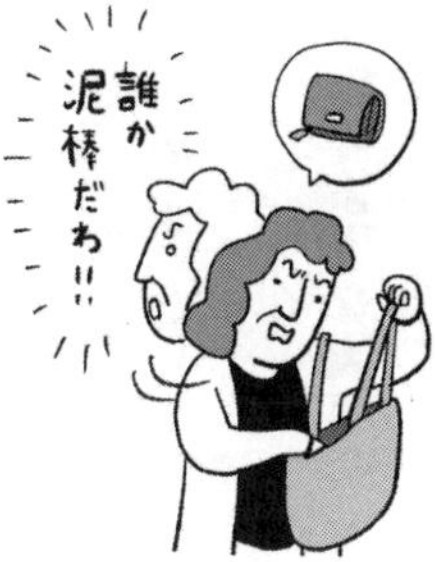

症状なんです。家計を一緒にしている家族に限ってまさか……と、最初は思うかもしれませんが、認知症を介護する人にとって、このような濡《ぬ》れ衣《ぎぬ》は日常茶飯事です。

お金の「管理」をしている際に起こるこの症状は、単なる「もの忘れ」とはまったく違うもの。**お金を盗まれたと思い込んでしまう原因は、「したこと自体を忘れる」という、認知症の典型的な事象に起因しています。**お金の管理にまつわる、通帳からお金を引き出した「行為」、財布を棚の上に置いた「行為」、それ自体を忘れてしまう。つまり、お金を引き出したこと、財布を触ったこと自体を忘れているので、後になって何が起きたかまったく理解できないのです。

これは「財布をしまった場所を忘れた」「引き出した日時を忘れた」というよくある「もの忘れ」とはまったく異なるものであって、完全に行為自体が記憶からすっぽり消滅してしまっているのです。

不思議なことに、認知症になると多くの患者さんは、通帳や印鑑のような大事なものほど、頻繁にしまう位置を変えたがります。認知症の場合、患者さん自身が自分の管理能力に不安を持っていて「こんなところにしまっておいて失くしたらいけない。もっと別のところに移そう」と考えてしまうからです。

問題はしまった場所を変えたこと自体を忘れてしまうことで、しょっちゅう大事なものを失くしてしまうのは、そのためなのです。

「銀行のキャッシュカードが使えない」と騒ぎ立てる患者さんもいます。実際はカードに異変が起きたわけではなく、暗証番号を忘れてしまってATMを使えないだけの話なのですが、「カードが壊れてしまった」と騒ぐのです。「自分は悪くない。間違っていない」と思い込むのも認知症の特徴の一つです。

脳が現実に対して無理やりつじつまを合わせる

この思い込みのやっかいなところは、「財布がない」「通帳のお金が減っている」と現実に対して脳が無理やりつじつまを合わせようとするところです。認知症の人は、**現実と自分の思い込みがつながっていないことに対し「身近な人がお金を盗んだ」といったような新たな思い込みによって、結びつけようとするのです。これを「もの盗られ妄想」と呼びます。**

「もの盗られ妄想」とは、周辺症状で出てくる妄想の代表的なもので、財布や通帳など金目のものを盗まれたと思い込んでしまう症状です。

ひどいケースになると、家族が必死に捜して見つけてあげても「あんたが盗んだのに、見つけたフリして持ってきたんでしょ」とか、「うちに泥棒がいるなんて。情けない！」と責め立てます。

当人の患者さんは自分が間違っていた可能性に気づいていませんから、筋道立って説明されると、かえって混乱して興奮した挙げ句に怒りを倍増させます。

このような認知症の人の心理には「自己防衛」が働いているのかもしれません。「お金を盗られた」と同じくらいよく見られるものに「ご飯を食べていない／食べさせてくれない」との訴えがありますが、お金やご飯といった、生きることに直結しているものを確保したい、失いたくないという自己防衛の気持ちが妄想を生む、とも考えられます。

介護をしている方にとっては日常的に身に覚えがある症状ではないでしょうか。普段から生活をともにして身近に接している分、どうしても「盗人」としてのターゲットにされやすいのです。

患者さんは日々いろいろなことが分からなくなっていく自分自身がとても不安です。一緒にいてくれる人、頼りにしている人にいつも意識が向いていて、その人のことしか頭にないことが多いのです。

嬉しいことも不安なことも、起こったことはすべてその人に関連づけて考えてしまいますから、何かがなくなれば「あんたが盗った」となるわけです。

困ったことにそれで止まらず、「○○がお金を盗った」と周囲に言いふらすこともあります。これもある意味、愛情の裏返しで、「悪口を言うことで自分を気にかけてくれるかもしれない」と期待しているのかもしれませんが、普通の人がこれをやられると、神経がまいってしまいます。

介護する側はつらい気持ちを抑えて一生懸命笑顔で接していても、閉ざされた孤独の中で生きている人もいます。

認知症の人は、人と心を通じ合わせるのが困難なので、閉ざされた孤独の中で生きています。その孤独の気持ちが強ければ強いほど、自分がどれほどひどい目にあっているかを知ってもらいたいがゆえに、悪口を言うことで、今の自分の環境への不満を吐き出しているのかもしれません。

こういった、普段は考えられないトラブルがたびたび起きるようになってくると、いよいよ「認知症」が訪れたサインかもしれません。

「財布の中は小銭でじゃらじゃら。小銭がいつも多い？」

現代のキャッシュレス社会ではカード決済が増えて、どんどん小銭を使う頻度が少なくなっていると思いますが、そんな中でも、認知症の人の財布にたちまち小銭が増えていくことがあります。これは、どのような理由があるのでしょう。

認知症になると計算能力が落ちてしまい、買い物での「支払い」の際に、料金を表示されても１００円玉を何枚出したらいいのか、10円玉を何枚出したらいいのか素早く判断できなくなってしまいます。結局面倒くさくなって、お札での勘定が増えてしまいます。するとだんだん財布の中の小銭の量が増えていき、しまいには財布がパン

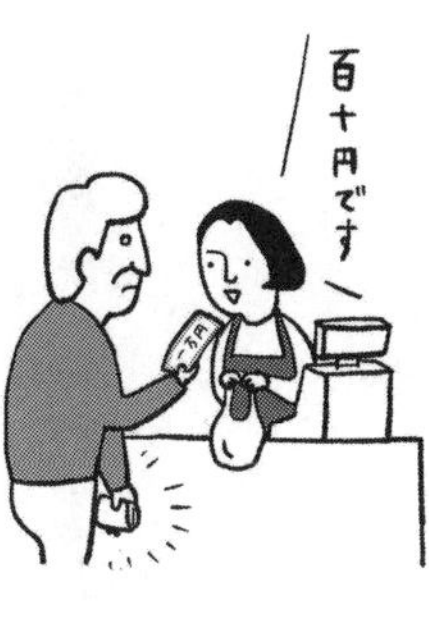

パンになってしまう、ということがよく見られます。お会計が438円だとすると、百円玉が4枚、十円玉が3枚、5円玉が1枚に1円玉が3枚と瞬時に考えられなくなってしまうのです。で、頭が混乱してしまってお会計のたびに毎回お札を出してしまいます。

私たちがこのことを疑似体験できる出来事として、「国外での買い物」があります。たとえばヨーロッパに4泊5日の旅行に行って、日本に帰国する時には小銭がパンパンになっていた。こんな経験をされたことのある方もいらっしゃるのではないでしょうか。

買い物の際のレジでは後ろで待っている人もいるので、ある程度速やかな対応が求められます。この場合われわれ日本人にとっては、慣れない50セント、20セントといった現地の小銭の組み合わせよりも、さっさとユーロ紙幣を出してしまうほうが、その場を切り抜けるには楽です。

認知症の人の買い物の際も、似たような状況に陥っているのです。

他人の財布の中を覗《のぞ》いて小銭の量を確認することは、普段なかなかしないと思いますが、ご両親の財布がなんだか大きく膨らんでいる時、またポケットからはんぱな小銭がよく出てくる時は、一度お財布の中身を確認してみてください。

急に「見せてほしい」と言うと変に思われるかもしれませんので、「小銭の持ち合わせがないから100円を貸してほしい」などと理由をつけて確認してみてもいいかもしれません。

嫉妬、孤独、孤立。認知症のサインは人生への不安

先ほど説明したように、自分の心の中で発生した不安と現実のギャップを埋めるために、認知症の方には妄想が出てしまうことが多いです。そんな中で、これまで一切そんなことはなかったのに夫婦間での「恋愛トラブル」が高齢になってから発生する

ことがあります。

こちらは医学用語で**「嫉妬妄想」**と呼びます。

たとえば高齢になり、いつかひとりぼっちになってしまうのではないか……と心の奥底で孤独を恐れている女性は、旦那さんが近所の女性や、ヘルパーの女性の人と話しているだけで、「旦那は浮気しているに違いない！」と思い込み、烈火のごとく怒り狂う、こういったエピソードは珍しくありません。

自分の心の奥底にある将来への漠然とした不安。その理由としてのつじつまを合わせるために、脳が勝手に旦那さんが浮気していることにしてしまっている場合があるんですね。孤独な自分を想像した時に、その理由として、旦那が浮気して自分の目の前からいなくなってしまうことや、旦那が事故にあうことを妄想することで、「だからこんな不安なのね」と自分を納得させるということです。

「孤独」に関しては、認知症に関係なく、どんな人でもいつかは向き合う問題であります。仏教に由来する言葉で「四苦八苦」というものがあります。あれやこれやのトラブルに四苦八苦する、などと日常生活で使ったりしますが、こちらの本来の意味としては、人間として避けられない四つの苦しみである、生まれること、老いること、病気になること、死ぬことに、嫌なことや人に出会う苦しみ「怨憎会苦《おんぞうえく》」、自分の身体を自分でコントロールできない苦しみ「五蘊盛苦《ごうんじょうく》」、欲しいものをどれだけ求めても手に入らない苦しみ「求不得苦《ぐふとくく》」、愛する人・配偶者ともいつかは別れなければならない苦しみ「愛別離苦《あいべつりく》」を加えた言葉になります。

この仏教の四苦八苦という言葉にも表されていますが、老いることを代表に、高齢者の方はさまざまな理由で色んな不安を感じていることがあります。そして、「愛別離苦」のように孤独に関しての不安も代表的なものです。認知症の方の妄想はこのような、さまざまな不安、苦しみの症状から出現することがあります。この嫉妬妄想だけではなく、高齢になってくるとさまざまなことが自分一人ではなくなってきて、「自分は姥《うば》捨て山に捨てられるのではないか」

「家族から誰にも必要とされていないのではないか」

このような妄想も出現することがあります。

もし身近な人にこのような妄想の症状が出ても、それはその方の残りの人生への不安の表れかもしれません。あまり頭ごなしに否定することなく、どうしてそういった妄想が出現してしまったのか、想像をはたらかせてみるのも、本人の状態を理解するのにつながると思います。

「う！　このご飯まずい！」

　しばしばパートナーの作った料理に対して「前と味が違う」「最近ご飯がおいしくなくなった」といった家族からの訴えを聞くことがあります。実はこのような料理の味の変化は、認知症の一症状である場合があります。

　味がまずくなってしまう原因としては、認知症になる前にあった繊細な味覚が失われてしまったり、献立が思いつかなくなったり、とさまざまでありますが、多くの場合、その原因は、「料理」という行為の複雑性にあります。「料理」という作業は、本来非常に複雑な工程を要するものです。その複雑さが認知症の人にとって扱いづらくなる原因なのです。

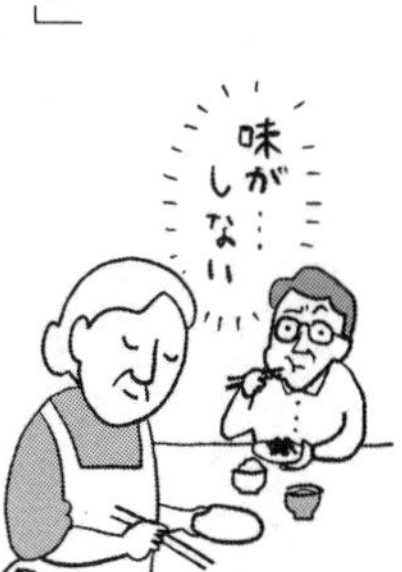

料理をするということは、お湯を沸かしている間に野菜を切ったり、麺を茹《ゆ》でながらつけあわせの具を準備したり、注意を同時に他に向けながら作業を進めなければならない行為です。下準備から盛りつけまで、どのような順序で動けばできたてのおいしい料理が出来上がるかということを考えることは、この世のすべての作業に通じる高度な能力ではないでしょうか。

認知症を発症すると、料理を作りたくなくなるのではなく、作れなくなるのです。献立を決めて、材料を用意して、調理の工程を頭に描きながら火加減を見つつ同時進行で複数の料理を作る。このような「目標に向かって一つ一つの行動を順序よく進行させていくこと」は、認知症患者の苦手なところですから、料理ができなくなって当然なのです。

料理というものは、覚えれば誰でも作れると思われがちで、普段あまり意識はしていませんが、実は絶え間のない意思決定と行動選択の繰り返しなのです。メニューが増えれば増えるほど同時並行で作業を行うマルチタスクな能力も要求されますので、脳はフル回転を要求されます。

毎日やっている代表的な日常的行為ではありますが、料理は日々の年月の積み重ねがあって初めて成り立つ、反復トレーニングの必要な難度の高い作業ということがお分かりになると思います。

今まで主婦歴が長く料理に慣れ親しんできた人にとっては受け入れがたいとは思いますが、「当たり前にできていた料理が、思うようにできなくなってしまう」ことは十分に起こりえます。長年主婦を務めてきた人には料理についてのプライドがあります。そういう人ほど「作り方が分からなくなった」とは言えないものです。本当は作れなくなっているのに、「作るのが面倒で……」といった言い訳をした挙げ句、カレーを作っていたはずなのに途中から肉じゃがに変更したり、味つけが大混乱したりしてしまうのです。

また、味に変化がなかったとしても、自分が満足して作れる料理のメニューが少なくなってしまい、料理のレパートリーが激減することもあります。同じメニューが繰り返し夜の食卓に出現したり、はたまた量が極端に多かったり、少なかったりしたら、少し認知症を疑ってみてもいいかもしれません。

このように同時に複数のことができない認知症患者さんには、話しかける時に少し注意が必要です。**大切なのは二つ以上の話題を同時に話さないようにすること。**「着替えが終わったらリビングルームに行ってください」ではなく、「着替えをしてください」、その後に「リビングに行ってください」と、一つずつの動作を伝えるのです。お願いすることは一つだけ。こう覚えておきましょう。

可能であれば、まずはそれとなく外食に誘う頻度を増やしてみる、手軽に作れる冷凍食品を冷凍庫に補充してあげるなど、本人の気に触らない形で料理の負担を減らしてあげても良いかもしれません。

冷蔵庫チェックが認知症の予兆に

料理ではありませんが、冷蔵庫のチェックが認知症発見のきっかけになることが多々あります。

久しぶりに帰省して実家の冷蔵庫を開けたら、まったく同じ食材が何十個も入っていたり、賞味期限がとうに過ぎて腐ったものがいっぱいだったり……。認知症になると、冷蔵庫の在庫の管理ができなくなってしまうケースがよく見受けられます。同じものを何度も買ってしまう、賞味期限切れの食べ物、腐敗した野菜が入っているという場合は、認知症を疑ってもいいかと思われます。

五感が低下するのは認知症の大きな特徴ですが、特に「嗅覚」が弱まることが多いです。人は臭いをかぐと鼻にある嗅覚のセンサーである受容体で感知され、脳の「嗅《きゅう》内皮質《ないひしつ》」という場所へ神経を通じて伝達されることで、臭いを感じる仕組みになっています。

そしてこの嗅内皮質は記憶を司る海馬の周囲に存在するのですが、実は海馬より先にこの周囲の部分が傷つくことが多く、認知症のメインの症状が出る前に臭いを感じづらくなるということがあるのです。腐った食材の放つ悪臭に鈍感になってしまい、放置されることもあるのです。

昨今、認知症で起きる脳の病変の影響は、嗅覚にも及ぶと考えられるようになりました。認知症による「嗅覚」の低下で臭いを感じにくくなると、食べ物の腐敗などが気にならなくなり、ゴミが溜まりやすくなります。ご家族からは、

「久しぶりに実家に帰省したら、家がゴミ屋敷になっていて驚いた」

「変わりはてた家を見たことがきっかけになって、親の認知症に気がついた」

という話も多く聞きます。

認知症が進行すると判断力が低下しますから、何を捨てるべきか、何をどう片づけるべきかが分からなくなります。自制力の低下から、前もってその人にあった収集癖が強く現れて、ゴミ集積所から目についたものを持ち帰ってしまう場合もあります。こうなるとゴミ屋敷となるのはあっという間です。

また衛生面でいうと、なぜかお風呂嫌いになる患者さんも多くいます。それは、服を脱いで、体をすみずみまで洗って、体を拭いて、髪の毛を乾かして、といった一連の動作の一つ一つが大変な作業に思えるようになるからでしょうか。歳をとると若い頃とは違って汗も皮脂もたいして出ませんから、毎日お風呂に入る必要はないでしょうが、このような場合には体を拭いてあげることも必要となるでしょう。

「イライラのスイッチがオン！怒りの沸点が低すぎ？」

認知症では、まるで人が変わったように急に部下や家族に怒りっぽくなったり「感情」のコントロールがつけづらくなるなどの「人格の変化」が起きる場合があります。こういった症状が起きると、

「あの人は、以前とは別人みたいだ」
「急に空気が読めなくなった」
「とても一緒に仕事はできない」

などと言われて周囲からの評価も落ちてしまい、仕事をしている方なら職場で、定年後は家庭で、それぞれ自分の居場所を失ってしまう場合があります。

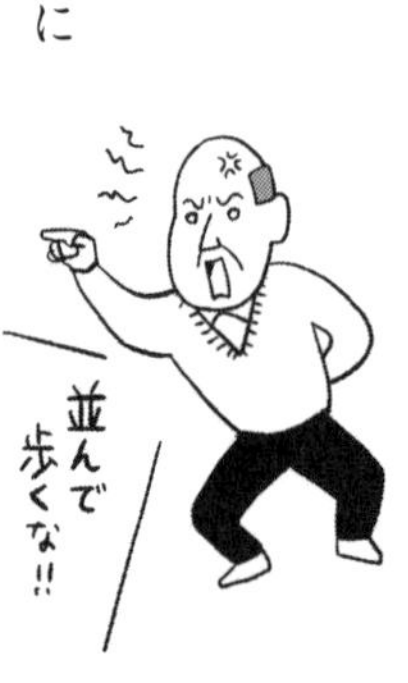

この「人格の変化」は、もともと性格が謙虚で、人望があった人であっても、元来の性格とは関係なく起きえます。レジで並ばせられてなかなか順番が回って来なくてキレてしまうとか、役所の窓口で「いつまで待たせるんだ！」と大声で怒鳴っている高齢者がいますよね。

これは高齢者になってから、前頭葉の機能が弱っているためです。高齢者のモンスタークレーマーの多くは前頭葉の機能低下によって自制が効かなくなっていると思われます。

脳の中で、理性や判断といった感情をコントロールしているのは前頭葉という場所です。認知症でなかったとしても、加齢に伴い、前頭葉の機能が低下して、ある程度、感情の抑制が効かなくなってしまうことは起こります。歳をとるとどうしても頑固になったり、イライラすることが増えてきますよね。

「そんなことは知らん！」

「そんなことは聞いていない！」

こんな捨て台詞を頻繁に大声でまくし立てている高齢者も、よく見かけます。一言で言うと、キレやすいのです。

そうなると、論理的に話をしていても突然キレられて話が先に進まなくなります。「うるさい!」の一言を発せられて、そこで会話が途切れてしまうのです。これなども前頭葉の機能低下が原因とはいえ、もし認知症によるものであれば、日常生活にはなはだしく支障をきたします。

第四章で詳しく説明しますが、前頭葉は、社会的な行動をコントロールする役割をはたしています。ここに障害が起きると、極端な場合は怒りがおさまらず、挙げ句のはては暴力をふるってしまったり、欲しい物を力ずくで奪ってしまったりしてしまうのです。感情の抑制が難しくなるのは、一般的な老化現象でも起こりえることですが、突然怒り出すことが多くなったら、認知症のサインかもしれませんので、経過を注視することが大切です。

もし家族や周りの人が急に怒りっぽくなったら

認知症が疑われる家族が突然、人が変わったように怒り出した時は、ある程度距離を取ることも有効かと思われます。怒っているからにはそれなりの理由がある（たとえ、勝手な思い込みの理由であるにしろ）のでしょうから、一度吐き出してしまえば大人しくなることが多いからです。

認知症の人は自分を客観的に見ることが難しくなります。自尊心を守るために他者を責めたり攻撃的になったりすることがあるのです。「怒り」のスイッチは入るハードルが著しく下がってしまうと、職場での集団行動、家庭生活で円滑なコミュニケーションがとれなくなってしまい、疎外される原因となりますが、病気だと正しく認識してあげることができれば、対応もまた変わってくるのではないでしょうか。高齢者の情緒が不安定な時は、真っ向から対立することを避け、一度引いてみることが必要です。

また、前頭側頭型認知症（p187）をはじめ、社会的な行動が必要とされる場面で理性や感情がコントロールできなくなった結果、いわゆる「セクハラ行動」が多発してしまう、こういう場合もあります。怒りの感情のように、性的な感情も調整できなくなってしまうわけです。

病院の中でいえば看護師への、介護施設でいえばヘルパーさんへの高齢者のセクハラというのは非常によく聞く話なのですが、こちらは認知症で抑制が効かなくなっているケースも多いです。

また、家庭でも、今まではそこまでアクティブではなかった夫婦間で、急に夜の営みを求められることが増える、こういうケースもあります。もちろんお互い同意の上であれば問題はないのですが、前頭葉の機能が落ちていると、乱暴な行為をしたり、相手の意思を尊重せず無理やり事に及ぶ場合もあり、悩んでいる方は少なくありません。

なかなか相談しづらいお悩みですし、本人が病院についてきてくれない場合もあると思いますので、こういった場合は一度家族の方だけでも、医師や地域包括支援センターへ相談しても良いと思います。

「あなたは誰？　ここはどこ？」

「いつも通っている場所なのに、帰り道が分からなくなった」
「今日が何月何日か分からなくなることが多くなった」

このようなことが多くなったら「見当《けんとう》識障害」を疑うべきかと思います。見当識障害は認知症の症状の一つです。聞き慣れない言葉だと思うので、簡単に説明しますが、**見当識とは、簡単に言うと「自分がいつ、どこで、誰といるかを把握する能力」のことです。**英語ではオリエンテーション（orientation）と言い、定位と訳されることもあります。オリエンテーションという野外活動を幼児時代にしたことのある方もいらっしゃるでしょう。磁石と地図を使って野外に設置されているいくつかのチェックポイントを探し当て、できるだけ短い時間でゴールするゲー

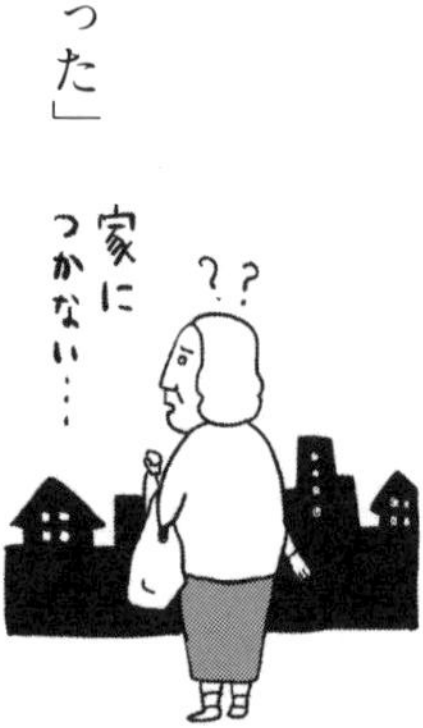

ムでしたね。今自分がどこにいるか、を正確に把握できなければ先に進めないゲームです。

この「いつ、どこにいる」という見当識があるから、私たちは過去から現在、そして未来にかけて自分のことをしっかりと捉えることができます。見当識の能力が低下すると、時間の流れの中での自分の行動に確信が持てず、かつ意識化することができないために、大きな不安を抱くことになるのです。

この見当識が「障害」されてしまうことが、見当識障害というわけです。「人」+「場所」+「時間」についての正しい認識が「障害」されてしまうことで、時間や場所の感覚が狂ってしまい、基本的な日頃の生活習慣が行えなくなる状態です。

たとえば、

□本当の娘や息子が認識できなくなり、赤の他人として扱ったり、逆にまったく見知らぬ他人を娘や息子として扱う

□病院にいるのに自宅にいるかのような言動をとる

□過去に戻って昔の友人と話をしているといったような、場所や時間、一緒にいる人に関して、脳内で「自由自在」に、勝手に現実を作り変えるようになるのです。

三歳児も認知症の人も「長期記憶」を持てない

認知症の人の記憶の障害は、昨日食べた食事のことなど一過性に忘れられる「短期記憶」から始まり、自分の家の場所や電話番号の数字など、体と頭に染み付いている「長期記憶」に続きます。幼少期に通っていた学校の名前、昔住んでいた場所の名前の記憶がなくなり、最終的には家族の顔を忘れてしまうこともあります。

人間が見当識の能力を身につけるのは、だいたい三歳頃と言われています。**三歳くらいまでの記憶は誰もが曖昧なものですが、それは幼児の記憶そのものがないのでは**

なく、医学的には、「エピソード記憶」を「長期記憶」に移行することができないからと考えられています。幼児は遊びに行けば全力で遊んで、「これとこれをした後で家に帰る」なんて考えませんよね。大人は「今日はこれとこれをやって、最後にはあれをしてから家に帰る」と考えますが、幼児はその場その場のことで頭はいっぱいで、今、この瞬間にしか生きていないのです。だから長期記憶に残らない。言い換えれば、記憶を再構成できないのです。

そう、認知症の人も同じなのです。「今」しかなくなってしまうのです。

そしてこの見当識障害による典型的な症状が、「道に迷う」ことなのです。今現在いる場所がどこなのか分からなくなって途方に暮れてしまったり、自宅の場所が分からなくなり他人の家に入ろうとしてしまったり、一人で自宅に帰る行為が困難になる場合があります。

たとえば、家を出かける時は道順が分かっていたのに、いざ帰る時になったら帰り方が分からなく、家族に電話して迎えに来てもらう。このような例も多くあります。まだこの場合は迎えに行けるだけ安心ですが、どこにいるのか現在地さえも分からなくなってしまうと困りものです。判断力も低下していると、警察に行く、周りの人に聞くなども自分でできにくくなってしまうので、見守りのためのGPSを持たせるなどの対策が必要です。

このように認知症になった人との間には人・場所・時間の認識の不一致が生じる場合があることを理解しておき、見当識障害による言動や行動を頭ごなしに否定しないことが重要です。

ここで認知症介護のプロがよく使う、患者さんの不満解消法に「リアリティ・オリエンテーション」という方法をご紹介いたします。「リアリティ・オリエンテーション」とは「いつ、どこ、誰」が分からなくなってしまった患者さんに、今置かれている状況をさりげなく伝えるというやり方で、患者さんの頭の混乱を防ぐことができます。

たとえば、患者さんに「今日は何月何日?」といきなり聞くのではなく、「今日は3月3日のひな祭りですね」と話かける。そうすると患者さんは「ああ、今は春なんだ」と今の時期を自然に理解してくれるのです。また夕食の際に、「ご飯ですよ」というよりも、「晩ご飯ですよ」と言ってあげれば、「ああ、夜になったんだな」と気づいてくれるというわけです。

言葉のみで伝えるのではなく、時間、季節、年中行事、旬の食材も合わせて会話することで、認知症の人のストレスや不安を緩和し、コミュニケーションもスムーズになります。自分の今いる場所や時間を知っておきたいというのは、人が生まれ持った本能ですから、これらのことが分かれば気持ちが落ち着き、安心できるのです。

「服の着方が変？　いつも同じ服を着ている？」

朝起きて寝巻きから服に着替える。これだけの行為も認知症が発症するとかなり困難になります。認知症の人は服が自分で着られなくなってしまったり、着るのに非常に時間がかかったりしてしまう場合があるのです。

□衣服を裏表逆に着てしまう
□ボタンの留め方が分からない
□下着をはかないでズボンをはいてしまう
□夏なのに、やたらと着込んで厚着になってしまう

一見、よくある間違いかと思われますが、これが続くと危険信号です。家族が「一日中同じ服のままでいるようになった」「服を裏返しに着ることが多い」ということ

が頻繁に起こるようになったら、行動を注意して見る必要があります。

認知症によって脳の「頭頂葉《とうちょうよう》」と呼ばれる場所の機能が落ちると、空間認識能力が低下します。空間認識能力とは、物体の位置、方向、大きさ、方向などを瞬時に認知する能力のことです。空間認識能力に支障が起きると、自分と服との空間における距離感を把握できなくなり、スムーズに服が着られなくなるのです。これは医学用語で「着衣失行」と呼ばれる現象です。

私たちは通常、「今日は暑くなりそうだから半袖にしよう」とか「会社では冷房が効いているから、何か羽織るものがあったほうがいいかな」などと、けっこう複雑なことを瞬時に考えながら判断を下して、その日に着るものを決めています。

けれども認知症の症状が出ると、料理と同じで複雑なことを考え、判断するのが苦手になってしまい、TPOに即したコーディネートなどができなくなるのです。「着衣失行」では衣服の着脱が上手にできないのですから、トイレに行っても服を脱ぐのが間に合わず、もらしてしまうこともあります。

「着衣失行」の症状が出てきて、「こんなこともできなくなるのか……」と悲嘆にくれるご家族も多くいらっしゃいますが、認知症のメカニズムとそれによって現れる症状を前もって理解していれば心の準備もできると思われます。服の脱ぎ着にとまどっていたら、そっと手伝ってあげたり、尿をもらしてしまったら、何も言わずに掃除してあげるなど、優しく手を差し伸べてみてください。

「あそこに変なものが見える!」

認知症では、あわや「心霊現象」のような症状が出ることもあります。というのも、本来存在しないものが見えてしまう、という場合があるからです。医学用語で幻に視ると書いて「幻視《げんし》」と呼ばれる状態です。

たとえば、

□裁縫の糸がミミズに見えてしまう
□毛布がネコに見えてしまう
□仏像がヒトに見えてしまう

といった事例です。幻視の症状は心霊現象のように捉えられる場合もありますが、これはれっきとした認知症の症状です。(もちろん本当に心霊現象の場合もあるかもしれませんが……）

これは認知症の型の中でも、**特に「レビー小体型認知症」という、脳の神経細胞の中に「レビー小体」というたんぱく質が溜まることで発症する認知症で起きやすい症状です。**必ずしも本人が見えている幻を本物と認識しているわけではないのですが、あまりに鮮明に「見えて」しまうため、本人も納得せざるをえないようです。

患者さんの幻視、幻覚は、認知症の知識があればわりと簡単に対処できます。レビー小体型認知症の患者さんの中には「これは幻覚であって、実際にこんなものはいない」と自覚している人もいるのですが、認知症が進行すると「おかしいのは自分のほうかもしれない」と冷静に気づけなくなってくるようです。そんな時も「どんなものが見えているの？」と聞いてあげると丁寧に説明ができ、気持ちの落ち着きも見られるようになります。

認知症の人は、頭の中で見えている映像を自分で修正することができません。周囲の人は患者さんが訴えている映像を正そうとするのはやめて、その映像の話を聞いてあげることしかできないのです。ご本人のお話をよく聞いて、そして一緒に確認してあげる。「何もなかったですね」と問題ないことを確かめて安心させてあげる。このように寄り添う姿勢が大切です。

「急に付き合いが悪くなった？」

最近ドタキャンが多くなったと感じる家族や友だちなどはいないでしょうか？　何度約束しても、急にキャンセルされる。理由を聞いてもあまりはっきりした答えを言わない。そんな人の中ではどのような症状が始まっているのでしょうか？

まず、約束したこと「自体」を忘れる、というケースがこれに該当します。認知症でない人でも、人それぞれの特性に応じて、待ち合わせ時間に遅れやすい、うっかり約束を忘れてしまうといった場合は珍しくはないでしょう。しかしそういった場合でも、約束を忘れたことを指摘されれば思い出す場合がほとんどではないでしょうか。

一方、認知症の場合は「言ったこと自体を忘れる」状態になっていることがあるのです。

約束をしたこと自体をきれいさっぱり忘れてしまうのです。「明日、楽しみにしているよ」「よろしくね」と言われても、どのような約束をしたのか分からない。このような症状が出現してしまうと、約束した相手の人も次に会う約束をしようという気になりづらくなってしまうので、社会との間にだんだんと距離ができてしまうのです。

「言ったことを忘れる」の他に「やったこと自体を忘れる」というものがあると前述しましたが（p45）、こちらはもの忘れとは違い、やったこと自体がスッポリ脳から抜け落ちている、というものでした。では、行為自体を忘れているのに、家族や身の回りの人からその行為について指摘されたら、認知症の人にはどのような反応が起きるのでしょうか？

「この前言ったこと、やってくれた？」

と聞かれ、認知症の人は、

「ああ、あれね、うん、もうやっておいたよ」

と答える。

「先月行った集まり、また行きたいね」

と言われ、

「あーあれね、楽しかったよね」

と、ごまかす。

本当はスッポリ記憶がないのに、**あたかも知っていたかのような「ごまかし」の行動をとることがあります。これが認知症の「取り繕い反応」です。**こういった取り繕い反応が日々の生活の中で何度も起こると、「なんだ。結局やってないじゃないか」といった出来事が頻発し、家族のイライラがたまってしまうケースもあります。たしかに、家族からしてみれば嘘をつくくらいなら知らない、分からないと言ってほしい気持ちも理解できます。

しかし、認知症の人も必死なのです。というのも、認知症の人の頭の中では、まったくやった記憶のない話を何度もされるようになり、自分の身に何が起きているのか、本人の中でも非常に混乱した状態が起きています。そしてその中で、なんとかその場の空気を変にしたくない、壊したくないという思いの結果、自分の抜けた記憶の穴を埋めるために、一生懸命話を合わせている可能性があるのです。もしこういった「ごまかし」のエピソードが増えてきたら、本人が非常に混乱していて、不安に思っているのかもしれないと考え、あまり問い詰めたり、過剰に質問をしたりせず、寄り添ってあげるようにしましょう。

「あ、あの、何だっけ?」言葉が出ない

歳をとると物の名前や人の名前など固有名詞が思い出せなくなることもあります。これは「短期記憶」を保持しておく機能が低下してしまうからですね。これだけなら老化で済みますし、歳をとると、と表現しましたが三、四十代など中年あたりから徐々に出てくるものですね。

正直、この症状は認知症でなくても、なんなら高齢者でなくても起きる症状なので分かりにくいものではありますが、認知症が進行すると、物の名前が思い出せず、「これ」「それ」「あれ」「どれ」といった、「こそあど言葉」を使う回数が増えていきます。

物や人を見た時に、脳に瞬時に名前が出てこないばかりか、普通のもの忘れであれば少し時間をとれば名前が出てくるところ、一切出てくる気配がない。このように名

前が出てこない物が身の回りで徐々に増えていくわけですので、生活していく中、本人の焦りも募ることが多くあるでしょう。**これは認知症の「失語」という症状で、だんだんと言葉の数が減り、最終的にはなかなか言葉を発しなくなる場合もあります。**

また、そのものの名前が出てこないことから、「えんぴつ」を「くぎ」と呼んでしまうなど、自分の脳に選択肢として存在する言葉の中から置き換えてしまうこともあります。これは「語性錯語《ごせいさくご》」と呼ばれるもので、普通は起こらない症状になりますから、「物の名前を間違える」といった症状があれば認知症を疑ったほうが良いでしょう。

認知症の世界は認知症の人にしか分からない

「認知症の世界」は認知症になってみないと分かりません。それでもできるだけ寄り添える知識を身につけて置くことで、大切な人が変わっていくことをそのまま受け入れることができるのではないでしょうか。ここまでさまざまな認知症の発見の仕方、家族での苦労、また認知症の人の苦労や困難についてお話ししてきましたが、最後に知っておいていただきたいのが、「認知症の世界は認知症の人にしか分からない」ということです。

死後の世界が死んでみないと分からないように、また男性が女性の立場からの気持ちが100％分からないように、認知症の人の気持ちも認知症の人にしか、実際になってみないと分かりきることはできません。男性、女性といった目に見えて分かるような違いではなく、認知症は「今まで普通だった人が、脳の機能が低下してしまうことで状態が変化してしまう」がために、この点を受容することができず、今までとの違いに腹を立てたり悲しんだり、逆に認知症の人の気持ちがすべて理解できるかのようにふるまう専門家もいます。

この章では認知症の人が「こういった悩みを抱えていて、こういう症状が出ているのではないか」という話をしましたが、あくまで「仮説」ですし、人それぞれ、認知機能が落ちた状態で、身の回りの人間と触れ合い、生活をすることで直面する不便さ、トラブル、思いどおりにいかない歯がゆさなどをさまざまな感情で、さまざまな症状となって表出させます。

あくまで今回紹介したのは認知症の症状のよくある、典型的なものたちです。こういった知識を踏まえた上で、もしあなたの家族が認知機能が落ちた状態で生活したらどのような困難を感じるだろうか、どのようなことを言われたら傷つくだろうか、ということに思いを巡らせながら日々を過ごしてほしいと思います。

認知症の3分ふるい分けテスト

ここで、医療現場でも実際に標準的に使用されている、信頼のおける認知症の「ふるい分け」テストを紹介しておきます。

一つは、通称「Mini-Cogテスト」と呼ばれるもので、たった3つのテストを行うことで認知症の可能性についての目安を判断することができるものです。もう一つは「OKキツネテスト」というもので、両手の動作で認知症か判断するものです。

実際に行う場合は2分くらいで終わる、非常に簡単なテストです。テストをクリアすれば認知症ではないことが多いですが、テストに引っ掛かったからといってイコール認知症というわけではないので、あくまで「参考程度」と思っておいて下さい。

本当は受け答えで行うものを、本なので文字を読んでもらう事で行いますので、そこも異なるポイントです。あるいは、ご家族でこちらのテストを読みながらやってみてください。くれぐれも間違えたから過剰に反応したり、馬鹿にしたりすることだけはしないようにして下さいね。

Mini-Cogテスト

ステップ❶　3つの言葉の読みあげ・記憶テスト

では、こちらの3つの言葉を読んでください。

<u>村</u>　<u>台所</u>　<u>赤ちゃん</u>

読むことができたら、この3つの言葉を覚えておいてください。読めなければ、次のステップ2に進みましょう。

ステップ❷　時計を描くテスト

次は時計を描いてもらいます。まず、この円に時計の時間を示す数字を描いて下さい。

数字を描き終えましたか？　描き終わったら、次は「11時10分」を指す時計の針を描いてください。3分たっても描けなければ、次のステップに進みましょう。

ステップ❸　3つの言葉の記憶テスト

では、最初に覚えておくように指示した3つの言葉はなんだったでしょうか？　思い出して空欄に書いてください。

ステップ2では、数字が順番にかかれていて、ある程度針の先が「11」と「2」を指していれば2ポイントです。（針の長さは考えません。場所があっていればOKです）
時計が描けなければ0ポイントです。

ステップ3では、思い出した単語ごとに1ポイントで、すべて答えられれば3ポイントです。1つも答えられなければ0ポイント。

このMini-Cogテストでは、2点以下の場合は認知症の可能性があるとされています。3点以上とれなかった場合は、もしかしたら認知症が隠れているかもしれません。

「OKキツネテスト」

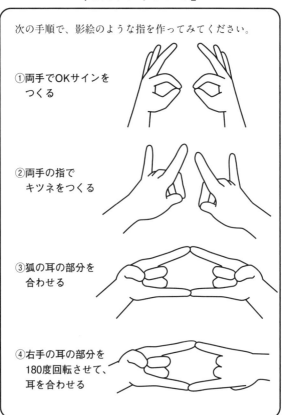

次の手順で、影絵のような指を作ってみてください。

①両手でOKサインをつくる

②両手の指でキツネをつくる

③狐の耳の部分を合わせる

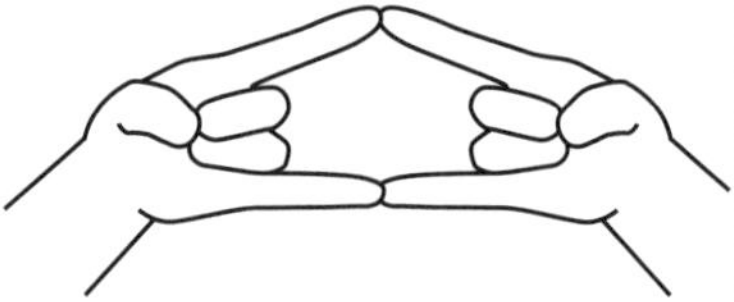

④右手の耳の部分を180度回転させて、耳を合わせる

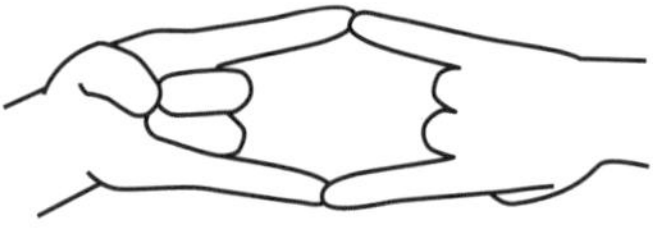

これができれば認知症の可能性はかなり低いでしょう。

実際には人の動きを見ながらやるので、図だけだと分かりにくい部分もあると思います。参考程度に留めておいてもらうか、実際に家族に教えながらやってみて下さい。

第三章

科学的に正しい認知症リスクを下げる７つの習慣

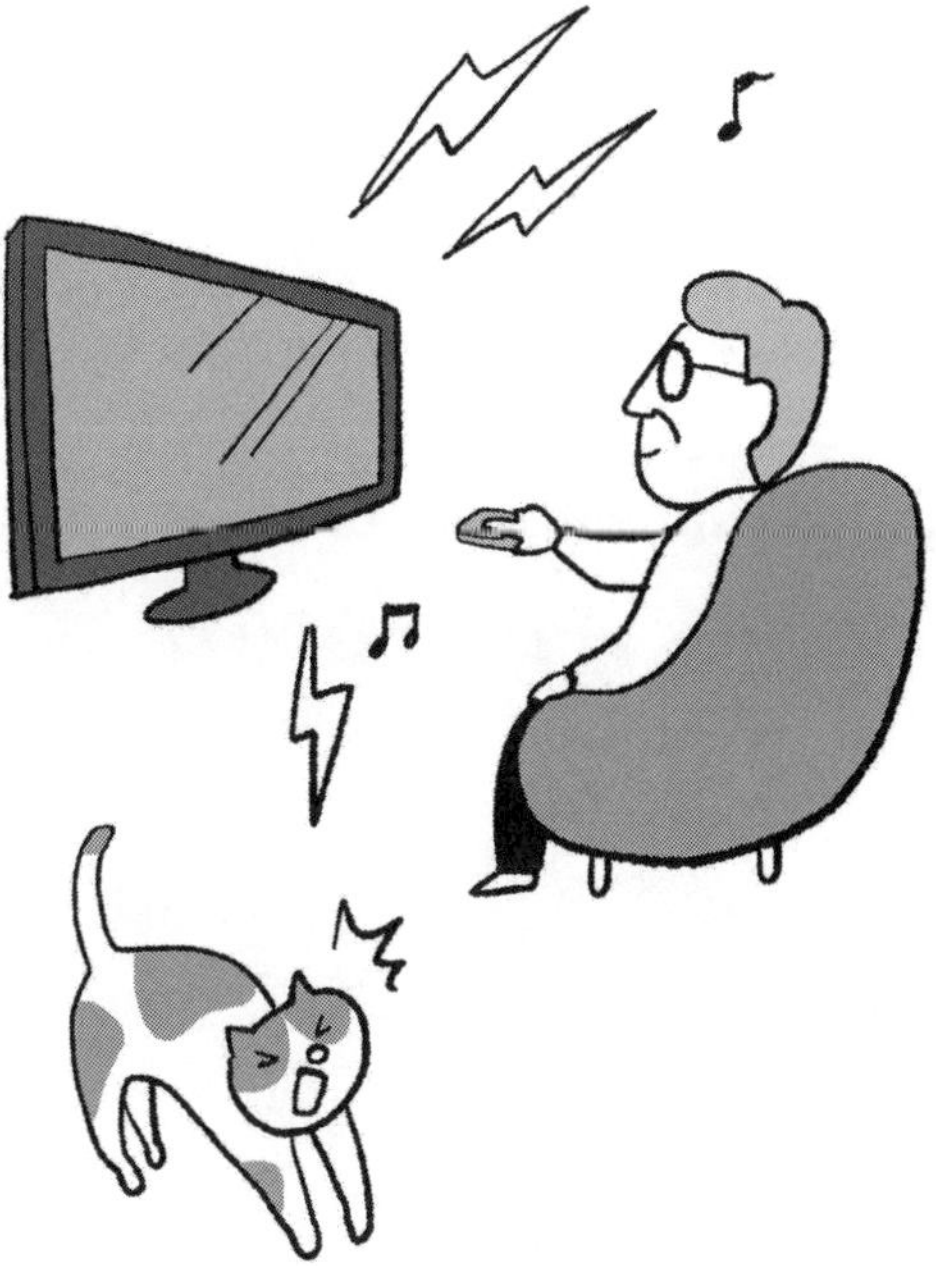

治療ではなく
予防があなたを救ってくれる

リスクを下げる予防法は存在する

第一章でもお話ししましたが、現在、世界では約5000万人が認知症に罹患していて、およそ毎年1000万人以上の人が新たに認知症にかかっていると言われています。

50年前と違って、今では認知症はごくありふれた、私たちのすぐそこにある病気となりました。50歳過ぎても、今、日本人は普通に長生きしています。そうなると、誰しも認知症にならないとは限りません。国の予測によると、繰り返しになりますが**2025年には65歳以上の高齢者の5人に1人が認知症になる**、と予想されています。18～64歳で発症した「若年性認知症」は、約3万7000人いるとされ、こちらも社会問題化していることは、みなさんご存じでしょう。

人は高齢になればなるほど、認知症発症のリスクが高まります。65～69歳の発症率は1・5％ですが、その後は歳をとるにつれて5年ごとに倍化していきます。日本の高齢化は世界でも類を見ないほどのスピードで進み、国の推計によれば2040年には日本の人口は1億1000万人程度にまで減る一方、65歳以上の人口は2042年には人口比36％の約3935万人に増加すると予想しています。特に、75歳以上の後期高齢者が65歳以上人口の6割を占める、ということですから深刻です。

高齢化が進めば進むほど、多くの人にとって認知症は身近な問題となります。つまり高齢化問題はいわば認知症問題でもあるのです。

認知症の4割は予防が可能

そんな避けて通れない認知症。もう運を天に任せて症状が出る時に覚悟を決めればいいのでしょうか？　実はそうではないのです。２０２０年、医学誌「ランセット」は認知症のリスクとなる12の原因の対策を行うことで、認知症を最大40％予防できる、[※]と発表しました。この「ランセット」は世界五大医学誌、と呼ばれるくらい権威性のある雑誌で、医療業界ではかなり影響力のある研究が掲載されています。この「ランセット」が「12の認知症の原因を対策することで、罹患する確率が４割減る」と言及したのは、かなり信用性が担保された情報であり、やって損のないものと言えます。「ランセット」が報告した認知症に関連するリスク要因として、具体的には以下の12項目が紹介されています。

①教育

※　Gill Livingston, et al. Dementia prevention, intervention, and care: 2020 report of the Lancet Commission. Lancet. 2020 Aug 8;396(10248):413-446.

②難聴
③高血圧
④肥満
⑤喫煙
⑥うつ病
⑦社会的孤立
⑧運動不足
⑨糖尿病
⑩過度の飲酒
⑪頭部外傷
⑫大気汚染

「え、こんなに認知症の原因となっているの?」と思いましたか? 予想できる原因もあれば、中にはちょっと理解しづらいものもありますよね。たとえば①「教育」。「教育」とは中等教育の未修了が認知症のリスクになりうる、という内容のものですが、そもそも中高年になってから対策のしようがない話になります。日本で言えば「義務教育は受けて置いたほうが良さそう」という程度に考えていただければと思います。

また、⑫「大気汚染」に関しては、車の排気ガスなどに含まれるＰＭ２・５や、一酸化炭素などが悪影響を与えるとされています。交通量の多いところに住んでいた人のほうが、認知症リスクが高かった、という研究もあるのですが、こちらに関しては、住む場所を変える、つまり引っ越すなど具体的対策が取りづらいこともあります。

このように、「認知症のリスク」といっても自分で防ぐことができるものとできないものが存在します。しかしこの12のリスクは相互に関わり合っていて、対策として、生活習慣病、心筋梗塞や脳梗塞などの大病の予防や、がんの予防に共通しているものもありますので、それぞれ独立して考えるのではなく、総合的にできることとできないことかを考えていく必要があります。

ここからはこの12のリスクを踏まえて、結局どういった対策をして認知症予防に取り組んでいけばよいのか、というお話をしていきます。何よりこれらの対策を実行することで、認知症以外にも、生活習慣病、ひいては生活習慣病が進行して心筋梗塞や脳梗塞などの大病の予防や、がんの予防にもつながりますので、ぜひ一つでも多く取り組んでほしいと思います。

「認知症にかかる確率が少し下がったくらいじゃないか」

と思うか

「予防するだけでこれだけのリスクを軽減できるのか」

と思うかは人それぞれかと思います。

しかし私は思います。**結局、健康な肉体だけを持っていても司令塔である「脳」の予防をしなければ、肉体をコントロールすることができなくなってしまいます。そして認知症予防は特別な方法、難しい方法が存在するわけではなく、普段の生活習慣病**

対策と相通ずる部分や、社会で孤立せず、関わりを持っていく老後の「幸福度」を上げる活動にも通じています。

認知症の予防をすることで、結果的に健康な頭と体を整え、周囲と関わり合いながら理想的な人生につながるといっても過言ではないのです。

耳を大事にする
～大音量&長時間のイヤホンをやめて難聴を遠ざける

人間は歳をとるとだんだん聴力、耳の聞こえが悪くなっていくものです。

「耳が聞こえなくなることは老化のせいだから仕方がない」

これは真理ではありますが、だからと言って、聞こえの悪さを放置するのは、認知症への近道になってしまいます。実際に「中年期の聴力の低下は、海馬や側頭葉の萎縮につながる」というデータ※があります。この研究では、晩年の脳の容積の変化を調査したところ、右の聴力が落ちている人は、右の海馬や側頭葉が萎縮しているということが分かりました。聴力と脳の容積には多大に関係がありそうなのです。

脳は五感から刺激を受けているので、聴覚からの情報が入ってこなくなると劣化が進んでしまいます。ただでさえ老化で機能が落ちていくところ、刺激を与えない＝使用しない期間が増えると劣化していく、というイメージですね。聞こえが悪くなることで脳への刺激が減り、記憶力も低下する可能性があるのです。

そして聴力の低下は聴力以外の機能にも影響を及ぼします。具体的な部位で言えば記憶は海馬、他はそれ以外。聴力自体がどこか脳の一部にピンポイントですごく影響を与えるわけではなく、その他全体に関わっていくのですね。耳で捉えられた音は、電気信号となって脳に刺激を与え、脳は音を情報として分析し、喜んだり悲しんだりすることで活性化していくのです。

では聴力はどのように低下するのでしょうか。

人間は85 dB《デシベル》（音の単位）以上の環境に一定期間さらされると、耳の「有毛細胞《ゆうもうさいぼう》」と呼ばれる音の情報を脳に伝える細胞が抜け落ちたり、傷ついたりするとされていま

※ Nicole M Armstrong,et al. Association of Midlife Hearing Impairment With Late-Life Temporal Lobe Volume Loss. JAMA Otolaryngol Head Neck Surg. 2019 Sep 1;145(9):794-802.

す。この現象によって、聴力が低下してしまうのです。ちなみに85dBとは、具体的にはパチンコ屋の店内の騒音や、救急車のサイレンを間近で聞いた時のレベルの音量です。

「そんな音量の中で生活することはほとんどないから、自分は関係ない」と感じがちですが、**昨今は比較的若年者の「イヤホン難聴」も増えています。「イヤホン難聴」とは、イヤホンで知らずしらずのうちに音量が大きくなってしまうため、聴力が落ちてしまう状態のことを指します。**これはスマホでの動画視聴が増えてきた背景もあり、ワイヤレスイヤホンで常に音を聞いている人も多くなってきたことが要因かと思います。喫茶店などノイズのある環境で作業をしている時は、知らずしらずのうちに音量を上げてしまいがちです。そもそも大音量で音楽を聴く習慣のある人は、その音量に慣れてしまっているため、日常的リスクを常に負っているということを自覚しなくてはいけません。

多くのオーディオ機器の最大音量はだいたい100〜120dB程度。その80%程度の音量で長時間イヤホンを使い続ければ難聴のリスクになる場合があるということになります。音量を示すラインいっぱいまで音量を上げている人は、年齢に関係なく要注意です。すぐにできる予防策としては、**オーディオ機器は、60％くらいの音量に留《とど》めておくこと。**またノイズのある環境ではノイズキャンセリング機能のあるイヤホンを使い、周りの雑音をなくせば音量の低下にもつながります。

一度、有毛細胞を傷つけてしまうと、どんなに休んだとしても元には戻りません。家族から、「テレビの音が大きすぎる」と注意されたら、耳鼻咽喉科受診のチャンスです。聴覚が健全ですと、風の音や波の音、そして雨だれの音にも耳を傾けることができます。これら自然界のささやかな音はホワイトノイズと言われることもあり、まったくの無音状態よりも集中力が高まるという説もあります。

途切れ途切れの会話が人を孤独にする

いざ難聴になってしまった時、どうするか。私が心配するのは「補聴器の導入の遅れ」です。**実は現在、日本の難聴者の約14％しか補聴器を付けていない**、とされています。この一因として挙げられるのが、「耳が聞こえづらくなった本人はあまり不便を感じていないことが多い」ということ。聴力の低下によって本人は、テレビの音量を上げたり、多少聞き返しが多くなるくらいのことで、「本人は困っていないつもり」であることがけっこう多いのです。

しかし聴力の低下が進行しているにもかかわらず、補聴器も付けずに放っておくことが孤独への入り口になることもあります。聞こえづらいことで、次第に会話が途切れ、途中で何度も聞き返すようになると、相手がイライラしてしまいます。それに本人が気づくと、だんだん人とのコミュニケーションが取るのが億劫《おっくう》になってしまい、最終的に家に引きこもってしまう、という状況も想定されるのです。

後述しますが、「孤独」は認知症の敵。もちろん補聴器を付けたから認知症予防になったというエビデンスはないものの、だからといって明確なリスクである難聴を放置するのは危険なことだと、私は考えています。難聴と社会的孤立のダブルダメージは、認知症のリスクを上昇させる恐ろしい組み合わせだとみなさんには覚えておいてほしいのです。

最近、ジャズ界のレジェンド・日野皓正さんの近況を新聞で読みました。今年で81歳になる日野さんは10年ほど前に難聴に気づいたそうです。今は補聴器を付けてステージに上がっています。記事では、「補聴器に抵抗のある人は日本ではまだ多いけれど、ちょっとでも悪くなったらミエや意地を張らずに付けたほうがいい。ぐっとできることが増えて、楽しいですよ」と話していました。補聴器を付けることで孫とのコミュニケーションが円滑になったり、他にもさまざまなメリットが多いのは明らかですから、適切なタイミングで導入を検討するべきでしょう。いざ補聴器を使用するとなっても、自分に合っていないもの、調整ができてないものでは意味がありませんので、最初は耳鼻咽喉科で調整をしてもらうのが良いでしょう。

ポイント❶

❶無自覚に大きい音量になってしまっていることがあるので、オーディオ機器の音量は60％以下にする
❷騒音環境にはできるだけ日常的に行かないようにする
❸少しでも聞こえづらさを感じたらすぐ耳鼻咽喉科に行き、補聴器の必要性を判断してもらう

認知症リスクを下げる習慣❷

人とコミュニケーションをとる
〜良好な人間関係を作る努力をせよ

前述したように現在、「孤独」が人間の健康に深く関係しているということが世界的に叫ばれるようになりました。人とのコミュニケーションがなくなればなくなるほど、外部からの刺激がなくなりますから、このことは想像に難くないと思います。

認知症の影響を含め、こういった事象を重く見たイギリスでは2018年、国として「高齢者の孤独対策」に乗り出し、「孤独担当大臣（Minister for Loneliness）」を設置しました。このきっかけとなったジョー・コックス委員会の報告書※では、**「孤独はたばこを1日15本吸うのと同じくらいの健康被害を当人に与え、孤独がイギリスの**

※ Jo Cox Commission on Loneliness 2017

国家に与える損失としては年間約320億ポンド（約4・9兆円）」とも発表しています。これは、孤独は寂しさなど精神的なダメージだけではなく、身体的健康を損なうと国が認めたということです。心身一如《しんじんいちにょ》とは言いますが、それほど社会的孤立は人体にとって悪影響なのです。ジョー・コックス委員会で例に出されたたばこのたとえの正確性はおいておくとしても、少なくとも孤独が健康リスクとなるであろうことは間違いなく認識しておいたほうがいいでしょう。日本でも、2021年、世界で2番目に孤独担当大臣が任命されたのは、記憶に新しいことかと思います。定年後の孤独の問題は看過することなく、切実に捉えたほうがいいと、世界中がこの問題に向き合っているのです。

特に新型コロナウイルスの影響で外出しづらい、人との交流がしづらい状況が、より孤独な高齢者の数を増やしてしまったのは明白でしょう。さらに要注意なのが「定年退職後」です。職場での人間関係が円滑だった人でも、定年退職をしてしまうと職場の人間関係が疎遠になってしまうことが多いものです。

このように年配の家族が一人暮らしだった場合などは、遠方だったとしても、家族が定期的に連絡し、コミュニケーションを図ることが非常に重要です。他にも、自治体に相談する、昼の弁当の宅配サービスを導入してあげるなど、一人暮らしの孤独を防ぐ手段もあります。毎日宅配サービスの配達員が本人とコミュニケーションがとれ、安否確認としても安心できます。

そして現代では家族の形が変わってきたことも、孤独を見る際の新しい要素になるかと思います。結婚という側面で考えてみると。日本では男性の28％、女性の18％と男性は4人に1人、女性は7人に1人が50歳まで一度も結婚していないとするデータがあります。配偶者がいても、どちらかが先に旅立ってしまうこともありますし、ひとり身の人は尚更、人間関係の疎遠化に気をつけなければいけません。

このように認知症と孤立・孤独の関係は、主に家族の問題に置き換えられることがあります。戦後急速に増加した核家族は、現在ほとんどの家庭がそうであると言ってもいいでしょう。老人2人、あるいは独居老人のみという家も珍しくありません。家族は最小単位にまで解体されたことで、私たち日本人は心理的にも社会的にも孤独になってしまう人が増えてしまいました。

社会とつながるというのは、人と交わるということだけではありません。社会的なことに関心を持つ、ということも十分社会とつながることではないでしょうか。毎日新聞を読む。知らない言葉が出てきたらメモをしておく。世界で何が起こっているのかに注意を払う。これだけのことをするだけでも、孤独状態から脱却する一つのきっかけになるかもしれません。

ポイント❷

❶趣味やおけいこごとに参加し、友人を見つける
❷家族とのコミュニケーションを図る
❸社会に関心を持ち、地域活動に参加するなど、人とのつながりを見つける

認知症リスクを下げる習慣❸

毎日8000歩の散歩をする
～一駅歩くことが認知症の遠回りに

認知症予防の要となるのが運動です。通常、健康促進のためのガイドライン※として勧められている運動の量は、「1週間に少なくとも150分の中強度の有酸素運動、または75分の激しい有酸素運動」ということになっています。普段運動をしていない人にとってはややハードルの高いものですね。もちろんこれを目標にするのは一向にかまいませんが、実際に実行する時はあまり生真面目になりすぎず、「自分にとってストレスがかかりすぎない、継続できる範囲でやる」ということを意識してください。「目標に到達しないから意味がない」ということは、決してありません。

※　認知機能低下および認知症のリスク低減、ＷＨＯガイドライン

とはいえ、そういう曖昧な捉え方だと目標が見えにくくなってしまう人も多いかと思うので、**あえて低めの目標を設定すると、歩数にして「1日8000歩」ということになりましょうか。**

アメリカで約1万5000人の女性を対象に行われた研究では、単純化して言えば8000歩までは歩けば歩くほど寿命が延びた（=死亡率が低下した）※、という論文もあります。**まず「8000歩」を目指してみると良いでしょう。**

時速5kmで歩くとすると、8000歩歩くのに大体1時間半くらいかかることとなります。通常、普通に生活していても、3000〜4000歩程度は歩いている人が多いと言われていますので、いつもの毎日に4000歩プラスするだけで目標は達成できます。たとえば以下の行動を増やすだけでも効果的面なんです。

□スーパーに歩いて行くようにする
□エレベーターを使用せず、階段を利用するようにする

□自宅の最寄り駅の一駅前で降りて歩く

私の知り合いが、「一日一駅分ずつ歩いて都心まで何日もかけて上京した」という人がいます。ずっと歩いていたのではなく、一日に一駅分だけ。次の駅まで歩いたら、その日は電車に乗って帰って来ます。そしてまた翌日、前日歩いた駅まで電車に乗ってやってきて、下車したら次の駅まで歩くのです。このように楽しみながら運動する工夫を見つけるのも大事なことです。脳を活性化するにはいつもしていることと違うことをあえてして、マンネリから脱することが大事でしょうから、散歩のコースを昨日と変えてみること一つでも、認知症予防には効果的かもしれません。知らない角を曲がってみるだけでも、もしかしたら何かの発見があるかもしれませんね。

また、スマートフォンの中に「ヘルスケアアプリ」が入っていて、自動で歩数を数えてくれている場合もありますね。ＰＨＲ（パーソナルヘルスレコード）と呼ばれる、

※ I-Min Lee, et al. Association of Step Volume and Intensity With All-Cause Mortality in Older Women. JAMA Intern Med. 2019 Aug 1;179(8):1105-1112.

個人の医療データの活用を国は推進しており、このPHRを上手に使うためのアプリも続々開発されています。スマホに慣れている人は、こういった「デジタル対策」を取り入れてみるのも良いでしょう。

「歩くこと」が体と脳にいい理由

記憶力や集中力を高めるには机に向かってじっと考えごとをしていればいい、というイメージがあるかもしれませんが、実際はそうではありません。脳のスイッチは、朝起きて太陽の光を浴びながら軽く体を動かすことでスムーズに入るとされています。軽い運動の他にも、料理や部屋の片づけなども脳の準備運動に最適なんです。

台湾の研究[※1]では、研究対象40万人以上の人の活動性を、不活発低・中・高・非常に高いと、5分類をした所、不活発な人より1日15分だけ運動をした人のほうが死亡リスクが１４％減少し、寿命が３年長かったという結果になりました。

また、ｐ１１４にて前述したアメリカの約１万５０００人の女性を対象とした研究では、「およそ８０００歩までは、歩けば歩くほど寿命が延びた」とするデータが出ていますが、**８０００歩を超えてからは大きな変動はなかった**、とされています。８０００歩以上歩いても健康に寄与する効果は薄い、ということになるようです。「まず８０００歩」を提案する根拠の一つです。

歩数だけでなく、歩速も重要なことです。どうせ歩くなら、より運動になる歩き方を目指したいものです。同じ歩数でも、歩く速さによって体や脳に与える影響が変化することは、多くの研究が立証していることです。

群馬県中之条町の全住民５千人を対象に行われた「中之条研究」※2は認知症研究に大

※1 Wen CP, et al. Minimum amount of physical activity for reduced mortality and extended life expectancy: a prospective cohort study. Lancet 2011 Oct. 1;378(9798):1244-53.

※2 Aoyagi Y, et al.Walking velocity measured over 5 m as a basis of exercise prescription for the elderly: preliminary data from the Nakanojo Study. Eur J Appl Physiol, 93(1-2): 217-23, 2004.

きな足跡を残したものとして有名です。**「中強度の運動を20分以上行うことで生活習慣病予防に効果があった」**としています。約15年もの年月をかけて生活習慣と健康との関係を調査した、非常に手間暇がかけられた研究です。

しかしなぜ、歩くことは体にいいのでしょうか。

人間の心臓は加齢とともに硬くなって、動きが鈍くなります。けれども運動をすることで、全身に血液を送り出している「心室」という部分に筋肉がつき、心臓の働きを助けてくれます。**「運動をすると心肺機能が向上する」**とよく言われるのは、こういった原理で心臓のパワーアップが図られるからです。歩くことで、滑らかに拍動してくれるみずみずしい心臓が保たれるのです。

また、**心臓の機能がいったん落ちてしまった人にも運動はとても有効です。**心不全の患者さんを集めて行った研究がありますが、定期的に運動した人たちは、そうでない人たちより心機能が改善したとするデータ※もあります。

運動と認知症の関係は直接的というよりも、どちらかというと間接的な関係が考えられていて、運動をすることで高血圧、脂質異常症といった生活習慣病の対策ができる→動脈硬化の進行を予防し、認知症予防につながる、という側面があります。当然、高血圧、糖尿病、肥満といったリスク因子の対策にもなるので、一石二鳥ということになるのです。

動脈硬化の進行を止めることが認知症予防の近道

動脈硬化とは肥満、高血圧、脂質異常症、糖尿病といった生活習慣病の掛け合わせで、どんどん進行していく病気です。みなさんは「メタボリックドミノ」という言葉

※ Sagar VA, Davies EJ, Briscoe S, Coats AJ, Dalal HM, Lough F, Rees K, Singh S, Taylor RS: Exercise-based rehabilitation for heart failure: systematic review and meta-analysis. Open Heart

を聞いたことがありますか？　メタボリックドミノとは、肥満を筆頭に、生活習慣病がドミノ倒しのように連鎖していき、最終的に脳梗塞や心筋梗塞などの大病につながる、という表現です。動脈硬化はなかなか前兆がないのが厄介で、知らないうちにじわじわと進行していき、とある日に急な胸の痛みや、手足の麻痺といった大病の症状を引き起こすため、生活習慣病の多くは「サイレントキラー」とも呼ばれています。

あまり知られていないことですが、動脈硬化が進行した高齢者の方には、よく「無症候性脳梗塞」というものが起きている場合があります。これは「症状は起きないが、小さな脳梗塞が起きている」状態で、高齢者の方の頭のＭＲＩを撮影するとよく見つかるものです。無症候性脳梗塞は、特に明確な治療があるわけではないので、躍起になって頭のＭＲＩを撮影して、無理やり見つけにいく必要はありません。その名のとおり「症状もない」ものなので日常生活に影響はないですし、高齢になればなるほど存在していることも普通に多いのです。

無症候性脳梗塞は、日常生活の上で見つけることは重要ではありませんが、前もっての対策をし、小さな脳のダメージを回避する、すなわち**動脈硬化の進行予防としての運動が、認知症を未然に防ぐ大事な要になるというわけです。**

（ちなみに、脳ドックで頸動脈（首の血管）が狭くなっている場合は、いわゆる「血液をサラサラにする」薬を内服したり、手術が必要になる場合があります）

脳トレに科学的エビデンスはない

身体のトレーニングの他に、認知症対策といえば、「脳トレ」が話題に上がることがよくあります。しかし残念ながら、**脳トレを行った結果、明確に認知症予防効果があった、という研究論文は、現段階ではありません。**

スコットランド・アバディーン王立病院とアバディーン大学の共同研究では、「クロスワードや『数独』のような脳トレで知力低下（＝認知機能の低下）を防ぐことはできない」との研究データ※を発表しています。

また、米国スタンフォード大学長寿研究センターとドイツのマックス・プランク研究所からともに「脳トレゲームの効果は科学的根拠が不十分である」との研究発表がなされたこともありました。

脳トレさえしていれば記憶力の低下に悩む認知症にかかることはない、と考えるのは間違っているようです。

先述したように認知症対策としては「総合点」を上げてほしいので、科学的エビデンスはないから脳トレをやめろとは決して言いませんが、まずはしっかりと外に出て運動する時間の量も増やすようにしてほしいです。

ポイント❸

❶1日8000歩を目指し、しっかり歩数を測る
❷ダラダラ歩くのではなく、歩幅、歩速を意識しながら爽快に歩きましょう

認知症リスクを下げる習慣❹

「地中海食」中心の食生活にする
～メインを魚のイタリアンで食卓を彩れ

認知症のリスクは「食事」によって抑えることも可能です。ここでご紹介したいのが「地中海食」です。地中海？　と少し聞き慣れない言葉かもしれませんね。地中海食（Mediterranean diet）とは、イタリア料理、スペイン料理、ギリシャ料理などに代表される地中海沿岸諸国の食習慣のことです。主な特徴は以下の４つ。

□果物や野菜を豊富に使用する
□乳製品や肉よりも魚を多く使う
□オリーブオイル、ナッツ、豆類、全粒粉など未精製の穀物をよく使う

※　Roger T Staff ,et al.Intellectual engagement and cognitive ability in later life (the "use it or lose it" conjecture): longitudinal, prospective study. BMJ. 2018 Dec 10;363:k4925.

□食事と一緒に適量の赤ワインを飲む

イメージとしては、メインディッシュに魚料理を選択したときのイタリアンのコース料理、といったところです。前菜にサーモンのマリネ、レンズ豆のサラダ、温野菜にメインディッシュに魚のムニエル、そして赤ワイン。家で食べるには少しおしゃれなご飯に感じるかもしれませんね。コース料理、と聞くと少し重い印象を持ちますが、地中海色はWHOのガイドライン[※1]でも認知症対策として推奨されている食事方法なのです。

というのも、昔からアングロサクソンの人々と比べて、地中海周辺の国々やギリシャのクレタ島の住人は高血圧、糖尿病といった生活習慣病の患者が少ないことが知られていました。彼らの食生活（地中海食）にそのヒントがあるのではないか、と考えた研究者たちがデータを集積したところ、次のような効果が得られることが分かったのです。

□心筋梗塞などの心臓病のリスクが30％減少[※2]

□脳卒中、認知症、うつ病の発症リスクが低下[※3]
□「健康寿命」が延びた[※4]
□糖尿病のリスクも低下[※5]

ざっと見ただけでも、いいことばかりですよね。科学的に見ても地中海食は寿命を伸ばす効果が非常に高い食事法と言えるのです。

※1　認知機能低下および認知症のリスク低減，ＷＨＯガイドライン
※2　Ramón Estruch,et al. Primary prevention of cardiovascular disease with a Mediterranean diet.N Engl J Med. 2013 Apr 4;368(14):1279-90
※3　Theodora Psaltopoulou,et al. Mediterranean diet, stroke, cognitive impairment, and depression: A meta-analysis. Ann Neurol. 2013 Oct;74(4):580-91
※4　Cécilia Samieri,et al. The association between dietary patterns at midlife and health in aging: an observational study. Ann Intern Med. 2013 Nov 5;159(9):584-91.
※5　Jordi Salas-Salvadó,et al. Reduction in the incidence of type 2 diabetes with the Mediterranean diet: results of the PREDIMED-Reus nutrition intervention randomized trial. Diabetes Care. 2011 Jan;34(1):14-9.

アルツハイマー型認知症の発症を減少させる「MIND《マインド》食」

地中海食をアレンジさせた食事法として、注目されているものに「MIND食」があります。「MIND食」とはMediterranean-DASH Intervention for Neurodegenerative Delayの頭文字をとったもので、地中海式食事法（生活習慣病予防に良い食事法）と、アメリカ国立衛生研究所で高血圧改善のために考案された「DASH食※」の2つを組み合わせた食事法のことです。

では実際、このMIND食ではどのようなものを食べればいいのでしょうか？ここで、覚えやすい法則をいくつかご提案しましょう。

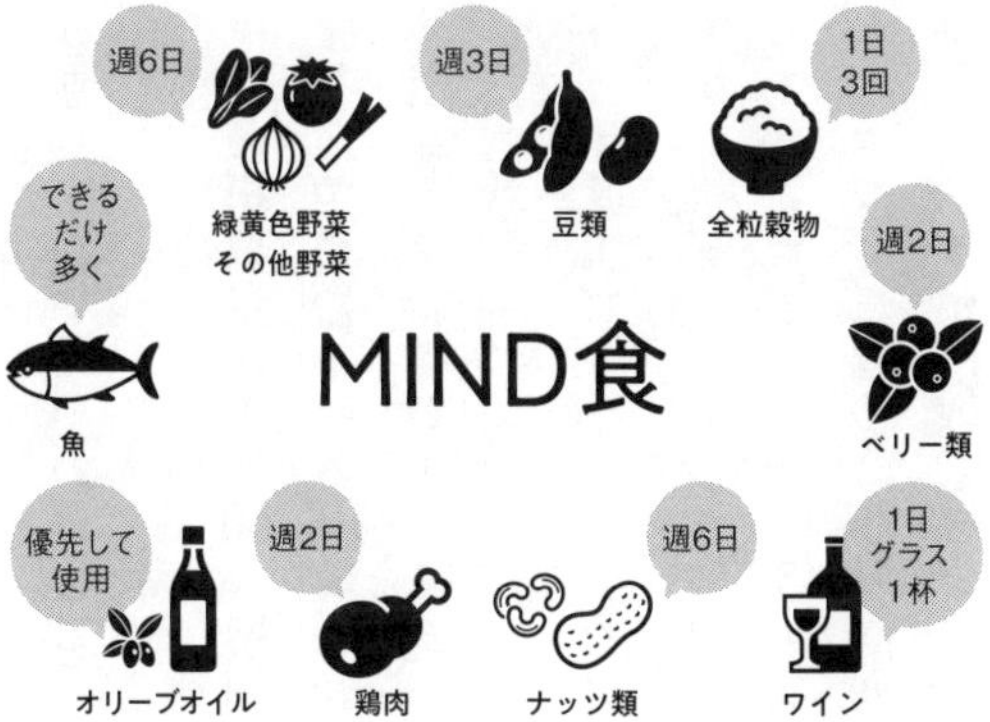
週6日
緑黄色野菜
その他野菜
週3日
豆類
1日
3回
全粒穀物
できる
だけ
多く
魚
MIND食
週2日
ベリー類
優先して
使用
オリーブオイル
週2日
鶏肉
週6日
ナッツ類
1日
グラス
1杯
ワイン

①　主食は色付きが効果大

ご飯にしろ、パンにしろ、麺にしろ、主食については「白」よりは「色の付いたまま」のもの、つまり精製していないものを食べるようにするといいでしょう。玄米、雑穀、そば、全粒粉入りの黒パンやライ麦パンには、食物繊維がたっぷり含まれていて血糖値の急激な上昇を抑えてくれます。血糖値の上昇は、血管を傷つけ、認知症のリスクを招きますから要注意です。

②　選ぶなら肉より魚

※ＤＡＳＨ食は野菜・果物を増やし、肉・脂肪を減らして、加齢とともに排出されにくくなる塩分を排出するために、３つのミネラル（カリウム・カルシウム・マグネシウム）の摂取量を増やすことを推奨している食事法

「主食は肉か魚どちらが良いのか」という論争が起きることがありますが、結論から言えばこれは魚の方に軍配があがります。もちろん豊富なたんぱく質を摂取できる肉が悪いと言いたいわけではないのですが、データで健康効果が示されているのは魚です。

魚の摂取量が1日60g増加すると死亡リスクが12％低下したというデータ[※1]もありますし、魚に含まれる「ω《オメガ》脂肪酸」は認知症予防を始め、心臓病予防などさまざまな健康効果が期待されています。主食は魚を多めにするほうがおすすめです。

③　オリーブオイル・ナッツを意識的に取り入れる

地中海食の項目の中でも、「ナッツやオリーブオイルは特に認知症予防に効果があった」というデータ[※2]があります。アーモンドはビタミンEと食物繊維が豊富ですし、クルミにはω3脂肪酸が多く含まれ、ピーナッツの薄皮をむかずに食べればポリフェノールが摂取できます。野菜の炒め物にアーモンドを加えてみる、胡麻和えの上に砕いたクルミをかけてみる、などいつもの食事に少しプラスするだけでも十分効果は期待できると思います。

悪い油は認知症の温床に

歳をとるにつれ、「油は太るから避けている」「油っぽいものが食べられなくなってきた」という人も多いかと思います。しかし油は栄養学的には「脂質」に当たり、エネルギー源となる「炭水化物」や「たんぱく質」とあわせて「エネルギー産生栄養素」と呼ばれています。健康的に歳を重ねる上で大切な栄養素ではあるので、正しい情報

※1 L-G Zhao,et al. Fish consumption and all-cause mortality: a meta-analysis of cohort studies. Eur J Clin Nutr. 2016 Feb;70(2):155-61.

※2 Vincenzo Solfrizzi,et al.Relationships of Dietary Patterns, Foods, and Micro- and Macronutrients with Alzheimer's Disease and Late-Life Cognitive Disorders: A Systematic Review.J Alzheimers Dis. 2017;59(3):815-849.

とともに摂取することは必要不可欠です。

しかし油には良い油と悪い油が存在します。

ここではまず、体に悪い油について説明しましょう。まず体に悪い油として思い浮かぶのは「トランス脂肪酸」です。このトランス脂肪酸とは、マーガリンや、クッキーやドーナツを作る時の材料になるショートニング、ジャンクフードなどに含まれていることが多いです。このトランス脂肪酸を摂取することで善玉コレステロールであるＨＤＬコレステロールが低下し、ＬＤＬコレステロールが上昇したというようなデータ[※1]があります。すなわち、動脈硬化を促進し、脳血管性の認知症になるリスクを上昇させてしまう恐れがあるのです。

日本でも、認知症のない60歳以上の地域住民約１６００人の血中のトランス脂肪酸に準じた値の濃度を測ったところ、この濃度が高い方がアルツハイマーなどの認知症になりやすかったという研究[※2]があります。

このようにトランス脂肪酸はアルツハイマーをはじめとした認知症のリスク因子に

なる可能性が示唆されています。そして、そもそも世界保健機関、WHOは2023年までに食品に含まれるトランス脂肪酸の一切の根絶を目指しており、アメリカなど海外各国で使用禁止になっている成分なのです。しかし、日本ではトランス脂肪酸の含有量の表示すら義務付けられていません。各食品メーカーの中でも、マーガリンのトランス脂肪酸の含有量を減らそうという企業努力をしているところはあるのですが、残念ながら一般の人からするとそのあたりが非常に分かりにくくなっているわけです。マーガリンやジャンクフードは過剰な摂取はやめておくか、しっかりと企業を選んで摂取するようにしましょう。

では、逆に積極的に摂取いただきたい良い油とは何なのでしょうか？

※1 DeAnn J Liska,et al. Trans fatty acids and cholesterol levels: An evidence map of the available science. Food Chem Toxicol. 2016 Dec;98(Pt B):269-281.
※2 Takanori Honda,et.al.Serum elaidic acid concentration and risk of dementia: The Hisayama Study.Neurology. 2019 Nov 26;93(22):e2053-e2064.

それは「魚油」です。DHAやEPAといったほうが聞きなじみがあるかもしれませんね。先ほど地中海食の所で紹介したオリーブオイル、またごま油やキャノーラ油などnに多く含まれている「一価不飽和脂肪酸」、そして「多価不飽和脂肪酸」というグループに含まれる魚油は、トランス脂肪酸と違って、むしろ健康効果が期待できます。魚に含まれるω《オメガ》3脂肪酸（DHAやEPAも含みます）は心臓病や死亡リスク低下につながったという論文※もあるんです。

このように魚に含まれるDHA、EPAといったオメガ3脂肪酸は、体の炎症を抑えたり、ホルモンの効き目を良くするなど、さまざまな観点から認知症予防に効果がある成分として期待されています。

ただし1点、注意しておきたいことがあります。「オメガ3脂肪酸」のサプリに関しては、明確な有効性が認められていません。基本的に魚が大嫌いでまったく食べられない、といった場合以外は、普段の食生活の中でサプリではなく、魚の摂取量を増やしておくのが良いでしょう。

和食は健康にいいというエビデンスはない

健康食としてよく話題に上がるのは「和食」ですが、和食に関しては世界の食習慣との比較上でどれだけ身心の健康に寄与するかという研究が進んでいないのが現状で、明確な医学上のエビデンスはありません。

とはいえ、和食との因果関係ははっきりしないものの、日本は世界一の長寿国ですし、和食の構成を考えると、たとえば味噌汁や塩鮭で塩分を取りすぎたりすることとさえ気をつければ、非常にバランスの良い食事構成であることは確かです。

日本人としては、和食の中に地中海食のエッセンスを取り入れていくのが、現実の

※ Dariush Mozaffarian,et al. Fish Intake, Contaminants, and Human Health Evaluating the Risks and the Benefits. JAMA. 2006;296(15):1885-1899.

生活に合った良い対策かなと考えています。

和食と地中海食を合わせた食事法として、たとえばこんな工夫はいかがでしょうか。

□和食の調理でオリーブオイルを使ってみる
□酒はビールよりワインを選んでみる
□白米に胚芽米や玄米を混ぜて全粒穀物食を増やす
□味噌汁・漬物は塩分を減らすため薄味にする
□酒のつまみはピーナッツなどのナッツ類

また、和食といえば味噌汁、お漬け物など発酵食品を使っている点も注目です。みなさんは「脳腸相関《のうちょうそうかん》」という言葉を聞いたことがあるでしょうか。腸は「第二の脳」とも呼ばれる脳の次に神経細胞が発達している器官なので、脳の司令なく独自の活動をしながらも、脳と密接に関わるところでもあります。「緊張してお腹をくだした」「お腹の調子が悪ければ、イライラしたり不安になったりする」など、脳と腸とは相互に関与し、影響を与えあっている場所なのです。これを脳腸相関といいます。

腸の中には細菌がなんと約40兆個も存在しており、その種類は数百種類におよびます。腸内細菌は大きく3つに分けられ、腸にとって良い作用をする善玉菌、数が増えると、腸の調子が悪くなったり、炎症を引き起こしたりする悪玉菌、そしてその他まだ機能がよく分かっていない、どちらでもない中間の菌、この3つに分けられます。

そしてミクロの決死圏のごとく腸の中を顕微鏡で覗いてみると、多種多様の菌が、群れをつくって棲《す》みついている様子が分かります。こういった菌たちが種類ごとに、まるでお花畑のチューリップが色ごとにきれいに分かれて咲いているように見えることから、この腸の中の細菌たちの様子を腸内フローラと呼ぶことがあります。フローラはお花畑、という意味ですね。専門用語では腸内細菌叢《ちょうないさいきんそう》と呼びます

この脳腸相関が認知症に大きく関わっているのです。第五章で紹介する認知症の前段階である軽度認知障害（ＭＣＩ）の疑いがある80人の高齢者を対象に行われた研究

では、**特定のビフィズス菌を4カ月摂取したところ、記憶力などのスコアに改善を認めた**、※という結果を出したのです。無論まだまだデータは少なく今後のさらなる研究が必要ですが、ビフィズス菌などの発酵食品を摂取することで、腸内フローラを整えることが、認知症予防につながる可能性はあります。少なくとも整腸作用については一定の効果が期待できますし、試してみて悪いことはないでしょう。

ポイント❹

❶地中海食のエッセンスを普段の自分の食事に取り入れる
❷肉より魚の頻度を増やす

認知症リスクを下げる習慣❺

7時間の睡眠をとる

～睡眠時間は短すぎず長すぎずがベスト！

脳は、私たちが眠っている間も、日々の活動の後処理や大掃除で大忙しです。睡眠中に海馬では、日中にインプットされた情報の整理が行われます。海馬は短期記憶を保存する場。そこから必要な情報が大脳のそれぞれの領域に移動していき、保存されます。これが長期記憶です。この時、不必要と認識された情報は消去されますが、海馬がこのような記憶の取捨選択を行うのは睡眠中で、それによって脳内は翌朝にはすっきりと情報整理されるのです。睡眠が健康にいい。これに関しては何の疑いもない考えかと思います。

※ Jinzhong Xiao,et al.Probiotic Bifidobacterium breve in Improving Cognitive Functions of Older Adults with Suspected Mild Cognitive Impairment: A Randomized, Double-Blind, Placebo-Controlled Trial.J Alzheimers Dis. 2020;7(1):139-147.

しかし睡眠はとればとっただけいいというわけではありません。私は産業医として働いていましたが、体調の不調を訴える会社員に対し、必ず「何時間眠れていますか」と確認していました。それは長く寝ているか聞いているわけではなく、適切な時間寝ているかを確かめるためでした。というのも睡眠は長いのも短いのもいけないとされているからです。現代では、**「睡眠が6時間以下だと体に悪影響を及ぼす」**ということが医師常識となっています。事実、高血圧などの生活習慣病を持つ人1600人の睡眠時間を調査した結果、6時間未満の場合はがんや心筋梗塞の死亡リスクが上がった、とのデータ[※1]があります。

福岡県糟屋郡久山町の住民を対象に行われた有名な研究では、**5時間未満と10時間未満の睡眠時間の場合に認知症のリスクが上昇した**、というデータ[※2]があります。また北欧の研究では、**9時間以上の睡眠で認知症のリスクが増加した**、というデータ[※3]もあります。つまり**「寝すぎも寝なさすぎもリスクを高める」**ということが実証されたのです。

では「寝すぎ」はどうなのでしょうか。実はこれもよくなさそうです。10万人の日本人を対象とした同じ研究[※4]でも**「8時間以上寝ている人は、7時間睡眠の人より寿命は短い」**と結論づけています。各種のデータからすると、**睡眠時間は7〜8時間にしておくのが良い選択と言えそうです。**

※1 Julio Fernandez-Mendoza,et al. Interplay of Objective Sleep Duration and Cardiovascular and Cerebrovascular Diseases on Cause-Specific Mortality. J Am Heart Assoc. 2019 Oct 15;8(20):e013043.
※2 Tomoyuki Ohara,et al.Association Between Daily Sleep Duration and Risk of Dementia and Mortality in a Japanese Community.J Am Geriatr Soc. 2018 Oct;66(10):1911-1918.
※3 Shireen Sindi,et al. Sleep disturbances and dementia risk: A multicenter study.Alzheimers Dement. 2018 Oct;14（10）:1235-1242.
※4 Thomas Svensson,et al. The Association Between Habitual Sleep Duration and Mortality According to Sex and Age: The Japan Public Health Center-based Prospective Study. J Epidemiol. 2021 Feb 5;31(2):109-118.

昼寝をする際は1時間のタイマーをかけて

昼寝についても興味深いデータがあります。**60分以内の昼寝はアルツハイマー型認知症のリスクを下げたのに対し、60分以上の昼寝はリスクを高めた、**というデータ[※1]もあるのです。

アメリカの2500人の高齢者を対象に行われた研究でも、「昼寝の時間が長いほど記憶力の低下が認められた」という論文[※2]もありますので、昼寝は最長1時間、といったところが無難かと思われます。とは言っても、高齢になると昼寝で体を休める時間も多くなってくると思います。**「短時間の昼寝をするのは良いが、昼寝のしすぎはやめたほうが良さそう」**というくらいの認識を持ち、長時間睡眠が日常化しないように心がけましょう。

昼寝に増して、夜の規則正しい睡眠は言うまでもなく大事です。高齢者は日中やることがないと、昼寝の影響で夜に寝れなくなってしまうという状況も起こりえます。昼寝が夜の睡眠に影響することは避けたいものです。こういった場合は、昼間の眠気はぐっとこらえるか、眠くなりやすい昼食後は必ず散歩に行く習慣をつけるなどの対策を取るのも有効でしょう。

また睡眠時間に気をつけることに加えて、睡眠の質を上げることも大切です。次のような工夫をしてみてください。

□寝る1・5時間前に入浴して体の深部体温を上げる。入浴後に深部体温が下がって皮膚体温（体の表面の体温）との差が縮まることで入眠しやすくなるという説もある

※1　T Asada,et al. Associations between retrospectively recalled napping behavior and later development of Alzheimer's disease: association with APOE genotypes. Sleep. 2000 Aug 1;23(5):629-34.
※2　Jocelynn T Owusu,et al. Napping characteristics and cognitive performance in older adults. Irt J Geriatr Psychiatry. 2019 Jan;34(1):87-96.

□飲みすぎると睡眠の質が下がるため、寝入りのお酒（ナイトキャップ）はほどほどに
□スマホからの刺激で脳が昼間だと錯覚し、睡眠を誘うホルモン「メラトニン」の分泌量が減ってしまうため寝る前にスマホをいじらない
□太陽の光を浴びて起床し、体内時計を調節する
□照明、室温を適切にし、就寝環境を整える
□寝る前は過剰に水分を摂取しない

「いびき」は身体異常の重要なサイン

あなたは家族にいびきを指摘された経験はないでしょうか。「寝ている間、呼吸が止まっている」。「不規則なリズムでいびきをかいている」。これらは「睡眠時無呼吸

症候群（Sleep Apnea Syndrome）」という病気の兆候として知られています。日本にはなんと３００万人以上無呼吸の人が存在すると言われていますが、無呼吸の存在に気づきにくく、あまり本人が悩まないことの影響もあり、その10分の1、30万人しか治療を受けておりません。そして、**未治療の睡眠時無呼吸では、およそ10年の間に認知症を発症するリスクが約26％高くなる**という報告※もあり、決して放置しないほうが良い病気です。

睡眠時無呼吸症候群の原因は「上気道」と呼ばれる喉のあたりの通路が狭くなっていることで、最終的に通路がほぼ封鎖してしまうと、呼吸ができない「無呼吸」の状態や、呼吸が浅い状態になってしまうことにあります。無呼吸になると酸素を取り込めないので、血液の中の酸素の濃度がだんだん低下してしまい、再び呼吸が戻る。これを繰り返すので、体にとても負担がかかり、さまざまな病気のリスクが上がるんで

※ Yue Leng,et al.Association of Sleep-Disordered Breathing With Cognitive Function and Risk of Cognitive Impairment: A Systematic Review and Meta-analysis.JAMA Neurol. 2017 Oct 1;74(10):1237-1245.

す。

人間は「酸素飽和度」と呼ばれる血液の中に溶けている酸素を一定の水準に保つ必要があります。普段日中生活している時のこの酸素飽和度はほぼ100％に近いのですが、睡眠時無呼吸の方の酸素飽和度は70％にまで落ち込むことがあります。これは、救急の現場で重症の肺炎や、心不全で肺が水浸しになってしまい搬送され、すぐ人工呼吸器を装着しなければいけない患者と同じレベルの数値です。当然、体はパニックを起こし、「副交感神経」優位で休んでいる体を元に戻すために交感神経が優位に働き、血圧が上がります。要するに脳内では寝ているのに、なかば強制的に「たたき起こされている」ような状態になってしまい、非常に睡眠の質が悪くなってしまいます。

そういった影響で、昼間の眠気がひどくなり、交通事故のリスクがおよそ7倍になるというデータ※も存在しています。

無呼吸についてはまだ研究段階ではありますが、認知症のリスクを上がる点は確認されているので、注意すべきサインではあります。

ポイント❺

❶睡眠時間は7時間を目標にする
❷昼寝は1時間までとして長く寝過ぎないように心がける
❸いびきや日中の眠気が気になる人は、無呼吸の検査をしよう

※ L J Findley,et al.Automobile accidents involving patients with obstructive sleep apnea.Am Rev Respir Dis. 1988 Aug;138(2):337-40.

禁煙する
～ニコチンが脳に依存している状態を回避せよ

喫煙が健康に悪い、というのは周知の事実ですが、認知症にも影響することはあまり知られていません。喫煙は動脈硬化を促進させ、「脳血管性認知症」のリスクを上げる原因となるのです。

喫煙を続け、脳の血管の動脈硬化が促進すると、脳へ十分な血液が行きわたらなくなるようになります。また血管が詰まりやすくなったり、裂けやすくなってしまうことで、脳梗塞や脳出血を引き起こし、一気に脳の機能が低下してしまう場合もあるのです。「たばこは百害あって一利なし」とはよく言ったもの。がんや心臓病だけではなく、認知症にも悪いなら、どんなことがあっても吸うものではない、と思っていただいて結構です。「緊張を和らげる」「気分転換がはかれる」といったメリットはたしかにありますが、数少ないメリットに対してデメリットが余りにも多すぎます。
喫煙することで生じるリスクは次のようなものがあります。

□がんリスクの増加
□ぜんそくリスクの増加
□生活習慣病の悪化
□骨粗鬆症《こつそしょうしょう》の進行
□歯周病の進行
□腹部大動脈瘤《りゅう》の進行
□更年期の早期発来

日本では2020年より屋内での喫煙は原則禁止となり、たばこを巡る環境改善は進んでいます。国内約1400万人の喫煙者のうち約4人に1人が「たばこをやめたい」と考えているそうです。でもできない。やめたいのにやめられないという状態が、すでに病気と呼べるのです。

たばこを吸うと、ニコチンは脳の「腹側被蓋野《ふくそくひがいや》」という場所にあるニコチン受容体に結合します。この時、「ドーパミン」や「ノルエピネフリン」といった神経伝達物質が分泌されます。これが繰り返されると、喫煙者の脳内ではニコチンがあるという状態が当たり前になってしまって、こういった神経伝達物質の分泌を「ニコチン任せ」にしてしまうのですね。

ニコチンが切れる↓「ニコチン任せ」に慣れてしまった脳から神経伝達物質が出なくなる↓イライラする、落ち着かないといった「離脱症状」が起きる↓それがつらいので急いでニコチンを脳内に補給する、といったサイクルに陥るのです。つまり喫煙は、違法薬物であるヘロインやコカインと同じレベルに依存しやすい有害物質。喫煙=脳への依存症なのです。

ではどうすれば禁煙に踏み出すことができるのか。手軽にできるものには、ニコチンガム、ニコチンパッチというようなものがあります。これは少量のニコチンが含まれたものを体内に入れ、「ニコチン任せ」の脳に対していわば「リハビリ期間」を与え、徐々にたばこの本数を少なくするというものです。２０２０年12月からは、「禁煙アプリ」の処方が保険適用となり、医師がアプリで処方ができるようになりました。こういったアプリでは、チャットを使用して「離脱症状」への対策を講じたり、禁煙状況を記録して「心の依存」をほぐしたりすることができますので、ぜひ試してほしいと思います。

ポイント❻

❶喫煙している人は禁煙する
❷喫煙をやめられないことは「病気」だと認める
❸自分でやめられない人は禁煙外来へ行く

頭への衝撃をなくす
〜転びそうな時はまず頭を守ること

「頭部打撲」、すなわち頭をぶつけることは高い確率で認知症のリスクになる、非常に注意すべき行為とされています。

よく例に挙げられるのが「ボクシング選手」です。**ボクシングの選手は、試合中の頭部へのパンチのダメージの蓄積によって、引退後比較的若くして認知症になってしまうケースが散見されます。**この現象、通称「パンチドランカー」と呼んでいます。

また頭部の衝突が多いアメフトにおいても、NFLフットボールの選手の引退後の認知症リスクは6・1%だったのに対して、一般の人は1・2%だったというデータ※もあります。

もちろん、アメフト選手とボクサーとはではダメージの度合いもまったく違いますから同列では語れない話なのですが、特に高齢者にとって致命的です。たった一回の頭部外傷の経験がある人は、後年に認知症を発症するリスクが25％高いという研究結果もあるのです。

一度転倒しただけでも脳内で出血し、「急性硬膜下血腫」という状態になってしまうケースも珍しくありません。特に持病で「抗凝固薬」と呼ばれる、いわゆる血液をサラサラにするお薬を飲んでいる人には起きやすい事象です。急性硬膜下血腫とは、本来は転倒して頭を打っても血が固まって（＝凝固）出血が防げていたところに、薬の影響で血が固まりにくくなってしまい、結果として「血腫《けっしゅ》」＝血だまりができてしまう現象です。

このように転んですぐ症状が出る場合もあれば、「慢性硬膜下血腫」と言って、じ

※ Jeffrey S Kutcher,et al.Sports concussion diagnosis and management. Continuum (Minneap Minn). 2014 Dec;20(6 Sports Neurology):1552-69

わじわ症状が出現する場合もあります。この場合は転んだ時はわからなくても、ゆっくりと、じわじわ出血が2~3カ月にわたって進行し、脳を覆う硬膜と脳との間に血だまりが生じ、その影響で認知症のような症状が出現します。

手術を行って血だまりを除去すれば、症状がすっかりなくなってしまう場合もあるので、「Treatable dmentia」（治る認知症）（ｐ２０２）の一種としても知られています。

他にもケガが認知症を誘発する事例は数多くあります。

たとえば骨粗鬆症が進んでいる人が転倒し、足を骨折（大腿骨頸部骨折）してしまい、結果として寝たきりになってしまう、という例は病院ではよくある話です。寝たきりになれば当然外部からの刺激がなくなり、認知症のリスクは上がります。

一度の転倒で健康寿命を失ってしまう場合もあるわけですから、バリアフリーは健康寿命を延ばすための予防策として有用でしょう。

ポイント❼

❶転倒しないように、自分や両親の家の段差や手すり対策など防止を徹底する

❷骨粗鬆症対策として適度な運動、ビタミンDの摂取などバランスの良い食事を心がける

ビールは認知症に効く？

飲酒に関して面白い研究結果を紹介しましょう。まず12の認知症のリスクにもあるとおり、アルコールは一定の量以上を飲むとリスクとなります。具体的には、たとえば1週間の飲酒量でいえば、350mlの缶ビールを14本以上飲むと認知症のリスクが上昇するとされています。週単位での飲酒量の調整をしていきたいところです。

しかし、お酒の中でも「ビール」に関しては、興味深い研究が進んでいます。日本のキリンホールディングスでは、ビール苦味成分である「イソα《アルファ》酸」や「熟成ホップ」に含まれるビール苦味成分にアルツハイマー病の予防効果があるのではないか、ということで盛んに研究が行われており、日本認知症予防学会のエビデンス創出委員会による審査で、「グレードB」（認知症予防効果の可能性がある）として認定されています。これは消化管の「苦味受容体」を通じた脳腸相関（p134）の仮説に基づいて、記憶力や注意力を制御する機能を改善するのではないか、とされています。

まだ「ビールが認知症予防につながる」と言える状況ではありませんが、今後の結果次第では「ボケ防止にはビールを飲もう」と言える日がくるかもしれません。

歯周病の本当の怖さ

実は、「歯」と認知症の関係というのも指摘されています。40歳を超えると、約半数の人が歯周病にかかっていると指摘されているデータもあります。歯周病の症状としては、最初は歯茎が腫れる、歯磨きで出血するといった場合によっては気にもとめないような症状が多いですが、進行すると歯がぐらついて好きな食べ物が食べられなくなってしまったり、早い人で40歳前後から歯を失う場合もあります。

そんな恐ろしい歯周病ですが、心筋梗塞などの心臓病のリスクを上げたり、糖尿病のリスクを上げるというデータ[※1]があります。これは歯周病の原因となる「歯周病菌」が口の中の細い血管から全身の血管を巡り炎症を引き起こすことが誘因となっている、とされています。

その結果として、動脈硬化を進行させ心筋梗塞のリスクを上げたり、体内で血糖値をコントロールしている、膵臓で作られる「インスリン」というホルモンのパフォーマンスを低下させ、血糖値が上昇してしまっているのです。

そして、認知症に関してもこういった血管に炎症を引き起こす中で、アルツハイマー型の認知症や、軽度認知障害（ＭＣＩ）のリスクを上昇させるというデータ[※2]も存在するのです。

現状、歯周病を治療したから認知症予防になるという明確なデータは出ていないも

※1 心臓病
Amol Ashok Bahekar,et al. The prevalence and incidence of coronary heart disease is significantly increased in periodontitis: a meta-analysis. Am Heart J. 2007 Nov;154(5):830-7.
糖尿病
Ryan T. Demmer,et al. Periodontal Infection, Systemic Inflammation, and Insulin Resistance. Diabetes Care 2012 Nov; 35(11): 2235-2242.
※2 C Holmes. Review: systemic inflammation and Alzheimer's disease. Neuropathol Appl Neurobiol. 2013 Feb;39(1):51-68.

の の、関連ははっきり指摘されていますので、放置は厳禁でしょう。
見逃さないためにも、歯科への年1~2回の定期通院をしておきましょう。歯周病が存在していないかどうか確認する意味合いもありますし、歯科衛生士の方に歯垢(プラーク)を除去してもらいましょう。

肥満もリスクになる

さまざまな健康障害を引き起こすとして有名な肥満も認知症のリスクになるとされています。35歳から65歳までの約59万人を対象に行われた追跡調査では、ＢＭＩが30以上の肥満は認知症との関連があったと報告※されています。

ＢＭＩとはBody Mass Indexの略で、体重と身長から算出される肥満度を表す指数です。ＢＭＩは体重を身長を2回かけたもので割った数値で計算されます。たとえば１６０cm、50kgの人は〈50÷（1.6×1.6）＝19.5〉となり、判断基準と照らし合わせると、「標準」という判断になります。世界保健機関、ＷＨＯの基準では30以上だっ

※ Emiliano Albanese,et al.Body mass index in midlife and dementia: Systematic review and meta-regression analysis of 589,649 men and women followed in longitudinal studies.Alzheimers Dement (Amst). 2017 Jun 20;8:165-178.

たら肥満と言われています。今まで一度も計算したことのない人はぜひ一度計算してみてください。

たとえば170cmの人だと86・7kgを超えるとBMIが30を超えます。肥満は喫煙や飲酒と同じように、認知症だけでなく生活習慣病や、がんのリスクを上げる、多くの病気のリスクを上げる一つの要素です。基本的には有酸素運動が効果的ですし、先述した地中海食も長期間続けることで減量効果があった、というデータもあります。

また、順天堂大学で行った1600人の高齢者を対象にした研究で、「サルコペニア肥満」の人は認知症リスクが高かったという研究結果もあります。

「サルコペニア」とは、年齢を重ねるに伴って筋肉の量が減ってしまう状態のことで、それ自体が死亡リスクや介護が必要になるリスクを上げるということで注目されています。「サルコペニア肥満」とはつまり、筋肉量が少なく、脂肪の量が多い状態のことです。肥満ももちろんリスクになりえますが、さらに筋肉が少ない人は認知症のリスクが高くなることになります。

高齢になると年1％程度筋肉量は落ちていくとされておりますので、長年放置するとすぐに筋肉量は落ちてしまいます。歳を重ねてからも筋力トレーニングは重要視しましょう。

第四章

認知症の種類と脳の仕組みを知ろう

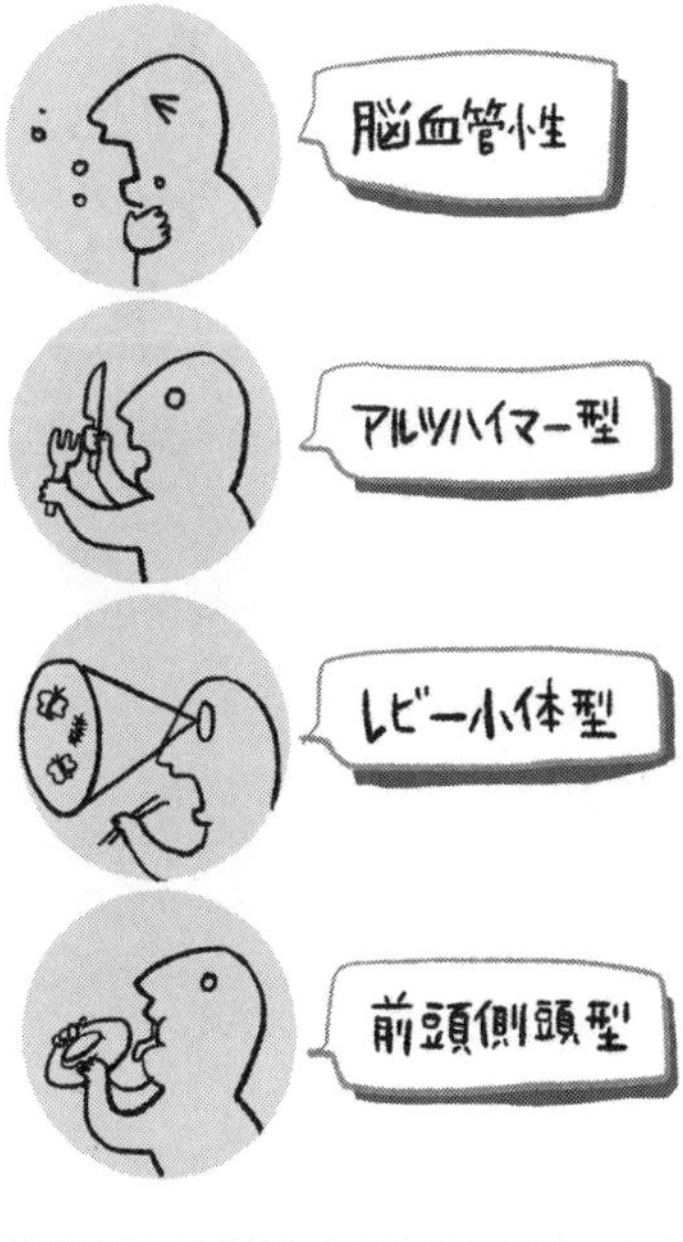

認知症は知れば知るほど
怖くなくなる！
敵を知って症状を知る

医者は認知症を「予想」するしかない

これまで認知症の症状の説明をしてきましたが、そもそも認知症とはなぜ発症するのでしょうか。脳の中ではどのような反応を起こしているのか、この章では実際に脳の機能にどんな影響があり発症するかを見ていきたいと思います。

まず第一章でご説明したように、認知症は、

①脳になんらかの疾患が起こる……脳の血管の詰まり、脳の萎縮など
②認知機能が損なわれ……計算能力が落ちる、同時に2つのことができなくなるなど
③①②によって生活機能が障害される……料理ができない、お金で買い物ができな

い

という3段階の流れで起こるものです。

この3段階の流れの中、もう少し詳しく脳の仕組みを症例別に見てみたいと思います。認知症の症状を考える際にも、「ああ、脳のあそこに問題があるから、こういう症状が出ているのだな」と構造的に考えることで、脳についての理解が深まるはずですし、医者からの説明の際にも、ＭＲＩを見ながらどこの部分が萎縮しているなど、脳の部位ごとの機能など知っておくとご本人はもちろん、ご家族の方の理解もスムーズだと思います。

第一章で前述したように、認知症は大きく4つの症状に分かれます。この4大認知症が占める割合は、アルツハイマー型が約70％、脳血管性型が約20％、レビー小体型が約5％、前頭側頭型病が約1％程度です。

認知症の種類

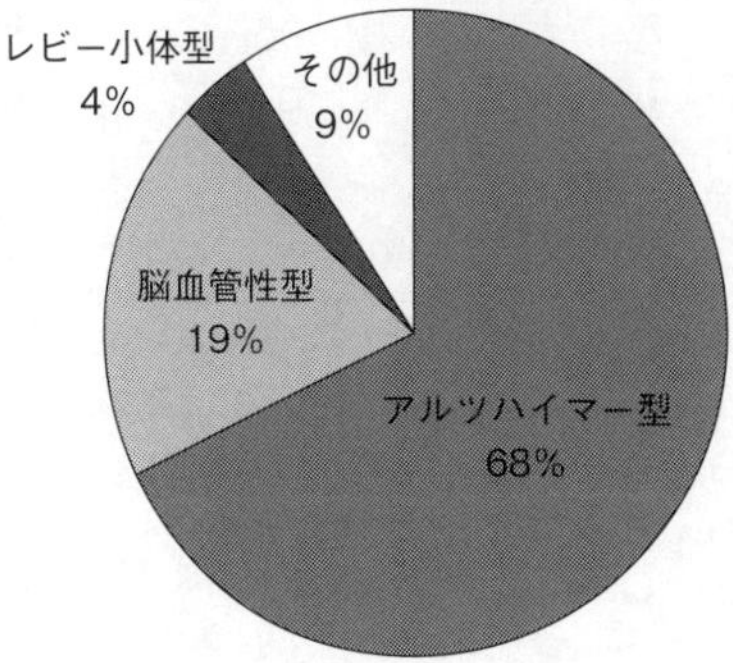

「もの忘れが多いからアルツハイマーなの？」

「幻覚が見えるからレビー小体型ってこと？」

この疑問に対する答えはＮＯです。実は認知症の分類に関しては、あくまで「予想」でしかないのです。医者が診断するのに「予想」なんて、頼りなさすぎると思いますか？　しかし認知症は病気ではありませんから、はっきりとした症例をつけることができません。病院では症状や脳のＭＲＩなど、画像から総合的に「アルツハイマー型の可能性が高い」という判断などになりますが、これは１００％そうだということではありません。診断後から他の型の症状が出現して、やっぱり違ったかも……となる場合もありますし、「カブリ」、つまり2つの認知症の型の特徴をどちらも合わせ持っている場合もあります。

どの症状だったのかは、確定的な答え合わせは「死後」しか行うことができません。脳の解剖をして、どのような神経の変化があるのか、「老人斑」と呼ばれるシミのような物質がどのくらい存在するのかによって、「アルツハイマーだったね」「レビー小体型だったね」ということが最後に認定できるということです。

要するに、**どの型か分類するのは生きている間は非常に難しいですし、気にしすぎる必要はないともいえるでしょう。**家族が認知症になってから本質的に重要なのは「認知症との上手な付き合い方を学ぶ事」であって、家族が何型の認知症なのか神経質になって気にすることはありません。

アルツハイマー型認知症

まずもっとも代表的なのが、「アルツハイマー型認知症（アルツハイマー病）」です。このタイプが認知症の約7割を占めるように、認知症の中でももっともメジャーな症状といえます。

アルツハイマー病では、「記憶」の機能が落ちてしまうことが多いのが特徴です。頭のMRIを撮影すると、記憶を司る「海馬」という場所が小さく縮み上がっていることを確認することが頻繁にあります。この海馬は側頭葉の内側に存在する「記憶を司る場所」になります。**人間の記憶を仕分け、ファイルにまとめ、分類する仕事している非常に重要な機能を果たしている場所です。**まるでタツノオトシゴのような形をしているので、タツノオトシゴの和名をそのまま使って海馬と名づけられました。

前述したように認知症の方の頭のMRIを撮影すると、この海馬が萎縮しています。海馬の機能が落ちた場合は、少し前にしたことを忘れてしまいやすくなるため、何度も同じことを聞いたり、最近やったこと、それ自体が記憶から抹消されている、なんて症状が出る事もあります。

また海馬を切り取った人間は、長期記憶は残るが短期記憶が失われる、ということが研究で分かっています。これは海馬を切り取る手術をした際に、3年以上前の記憶はしっかり覚えていたにもかかわらず、1~2年前の記憶、直近の記憶はすっぽり抜け落ちてしまっていたというものです。側頭葉が棄損されると、昼ごはんを食べたかどうかとか、鍵を掛けたかどうかなど、少し前の過去のことを思い出せなくなりますが、学生時代の思い出、子供が小さかった時のことなど昔のことは覚えているのです。

これは、長期記憶は海馬以外の場所に保存されているからです。**記憶は、海馬だけで管理してしまうと容量を超えてしまうので、側頭葉や頭頂葉などの「大脳皮質」にメモリを移して、長い間保存しておく仕組みになっています。**パソコンの容量がいっぱいになってしまう前に、クラウドや外付けハードディスクにデータを移行するのと似ています。この「大脳皮質」に転送された記憶は、長期記憶として認知症を患った後も残っていることもあります。

ここで、加齢に伴うもの忘れ（もちろんこれは病気ではありません）と、認知症の物忘れの違いをまとめてみましょう。家族が認知症かもしれない、自分でも少し気になるところがある、と思う人は、「忘れ物」の観点から、認知症に近いのか、ただの加齢なのか判断してもよいかと思います。

「もの忘れ」と「認知症」どう違う？

	もの忘れ	認知症
忘れ方	体験の一部を忘れる「病院の予約は何時だったっけ？」「昨日、会った人の名前は何だっけ？」	体験ごと忘れる「病院の予約なんてとったっけ？」「昨日、人に会ったっけ？」
もの忘れ	自覚している	自覚していない
探しもの	見つけようと努力する	探さずに誰かに盗られたと言うことがある
見当識障害	見られない	見られる
日常生活	支障はない	支障をきたす
進行度	徐々にしか進行しない	進行する
記憶障害以外の障害	見られない	判断の障害や実行機能の障害がある

もの忘れは加齢が原因。忘れていることが「出来事のある一部」なのか「出来事そのもの」なのかを確認しよう！

右の図の「もの忘れ」の境目は明確なものではありませんが、ある程度の判断材料にはなります。

アルツハイマー博士の発見

認知症の約7割を占めるアルツハイマー型認知症ですが、その病名はこの症状の第一発見者の名前に由来しています。1906年、ドイツのアルツハイマー博士が、嫉妬妄想・記憶力低下などを主訴とする女性患者の症例を南西ドイツ精神医学会に発表し、それが原流となったのです。

アルツハイマー型認知症の発見は、アルツハイマー博士が診療を行っていた一人の女性患者からでした。この患者は、46歳の時点で、自分の苗字や夫の名前が分からなくなる、簡単な計算ができなくなる、常軌をした行動をとるようになるなど、記憶や情報処理能力に明らかな障害が認められた人間でした。5年後に51歳で亡くなったのですが、生前の様子を見て異常を感じ取ったアルツハイマー博士は、女性の死後脳の解剖を行い、脳の組織を採取して調べたのです。

そしてその際に判明したのが、脳に「老人斑」と呼ばれる、これまで老人にしか現われないと思われていたシミのようなものが存在していた、ということでした。比較的若い彼女の脳から老人班が見つかったのは、当時は予想されていなかったことで、ここから、世界的にアルツハイマー病の研究が始まったと言われています。

アルツハイマー病は、「アミロイドβ《ベータ》」と呼ばれるたんぱく質が脳細胞に蓄積することが引き金となり、「タウ蛋白《たんぱく》」という物質がまるで糸くずのように集まり、脳の神経細胞が変化してしまい、認知症を引き起こすものです。先ほど説明した老人班は、このアミロイドβが細胞の外に沈着したものです。

「このアミロイドβを脳から除去する薬が作れれば、アルツハイマー病を世の中からなくすことができるのではないか」という考えのもと、日本のエーザイらが共同開発し、アデュカヌマブという薬の研究を現在も進めています。しかし、2021年12月に厚生労働省で有効性の判断がまだ難しい、という理由から承認は見送りになっています。しかし今後の展開によっては、認知症の治療が大きく変化する未来も待っているかもしれません。もし認知症治療に有効な薬が開発されれば、認知機能の衰えを遅らせることで「健康寿命」を延伸することができますので、超高齢化社会の光明ともなりえるのです。

アルツハイマー型認知症の代表的な行動

では実際にアルツハイマー型認知症になったら、どのような行動をとるか見ていきましょう。

アルツハイマー型認知症は、元に戻らない「不可逆的な進行」を伴う脳の病気で、記憶や思考能力がゆっくりと障害され、時に妄想、不安、うつ、異常行動が出現して、最終的には通常の日常生活が送れなくなる症状です。

認知症の症状には、大きく分けて中核症状と周辺症状があります。中核症状とは脳の病変によって直接起きる症状、つまり学ぶ力や話す力、感じる力、ものごとに注意を向ける力などが障害を受けます。たとえば記憶障害、やったことを忘れてしまう「記憶障害」、また時間や場所が分からなくなる「見当識障害」、服がきちんと着れなくな

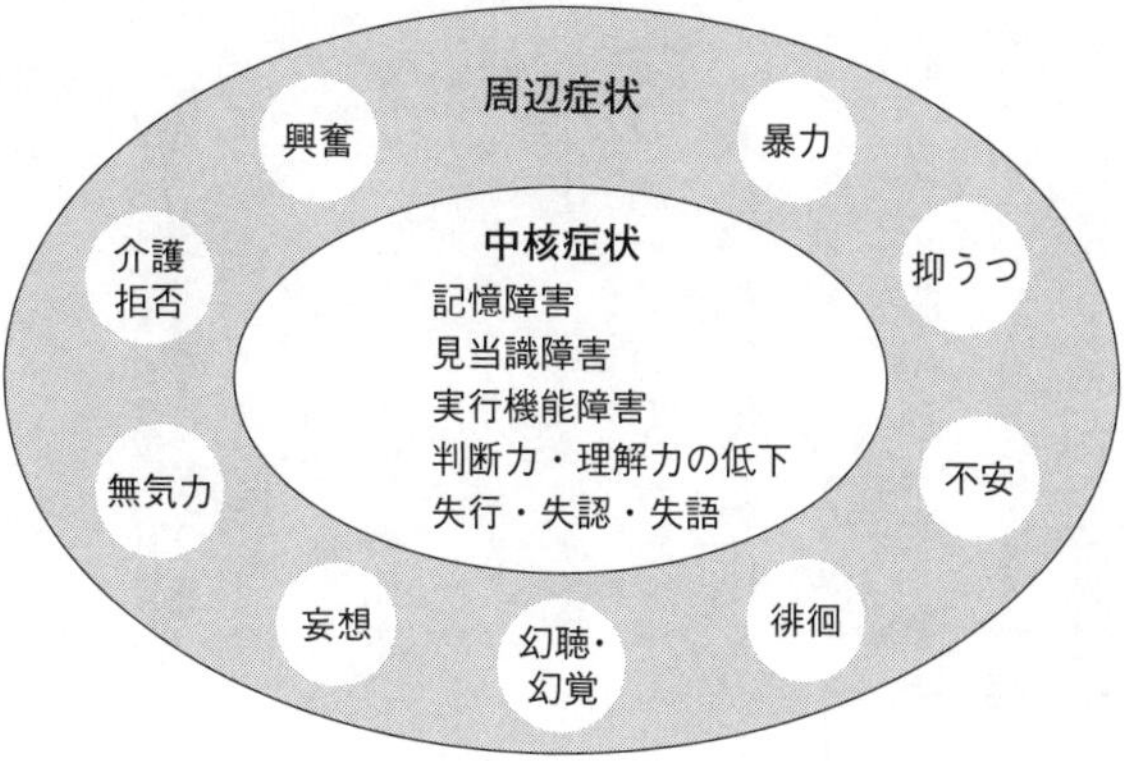

る「着衣失行」などが中核症状にはいります。

一方、周辺症状とは認知機能低下が背景になって、患者さんの周辺の状況や心身のストレスによって起きるさまざまな症状のことで、中核症状が進行すると出てくるものです。周辺症状の主な例としては、もの盗られ妄想や、幻覚を冷静に判断することができなかったり、自宅を出てうろうろ目的もなく歩き回る徘徊や、感情をうまく表現できないことによる興奮などがあります。

脳血管性認知症

アルツハイマー型認知症の次に多いのが、「脳血管性」の認知症です。認知症患者の約19％、全体の2割程度を占めると言われています。

血液というのは、脳の中にも、他の臓器と同様に巡っているので、当然脳の中にも血管が通っていて、その中に血液が流れています。そして、この脳の血管も歳をとるとともに経年劣化していくのです。古い輪ゴムや、長い間放置されたゴムのホースのように固く、もろくなってしまいます。

脳梗塞や脳出血といった大病をきっかけに、脳の細胞が死滅してしまうと、認知症のきっかけになってしまう場合があるのです。血管が劣化する結果、血管が詰まったり破れたりすることで脳梗塞や脳出血が起き、脳の細胞が死滅するということです。

またそういった大きな出来事がなくても、症状が出ないくらい小さな脳梗塞や脳出血の影響で、脳血管性の認知症が進行している場合があります。**一般的に麻痺などの症状が出る場合は、太い血管が詰まったりするのですが、枝分かれした先の細い血管が詰まって、その先に血液が行き届かなくなっている状態を無症候性脳梗塞と呼んでいます。これは隠れ脳梗塞とも言われ、大きな影響は起こりませんが、脳血管性認知症につながることもあるのです。**

脳血管性の認知症では、ゆるやかにまっすぐ伸びるグラフのように症状が進行するというよりは、脳梗塞が起きるたびに、まるで階段を1段ずつ下るかのように症状がガクン、ガクンと進行する場合が多く見受けられます。アルツハイマー型は徐々に進行するので、ここのところが大きな違いです。

また、もの忘れはひどいけど理解力はまったく問題ない、といったように、それぞれの血管が血液を送るべく担当している脳の部位は違うので、障害を受けた部分と受けていない部分の能力の差が激しくなってしまう場合もあります。この現象を「まだら認知症」と呼ぶこともあります。この場合は、激しいもの忘れはあるものの、判断力、計算力、常識などは維持されることもあります。

普段の生活の中では、高血圧、糖尿病、脂質異常症といった生活習慣病の影響による「動脈硬化」が進行することで、この脳血管性の認知症が起こりやすくなります。生活習慣病を防ぐためには、第三章でご紹介した「認知症のリスクを下げる習慣」の中でも特に運動を重視してください。まず運動が最優先です。今現在、まったく運動していないという人は1日15分でも運動習慣を取り入れることで死亡率が低下したというデータ※もありますので、すぐに始めることをおすすめします。

脳血管性認知症の代表的な行動

脳血管性認知症の症状としては、一般的な認知症の症状である記憶力や意欲の低下、またもしくは脳の運動をコントロールする部分の機能が落ちることで歩きにくさ、飲み込みづらさの症状が出ることがあります。他にも感情をコントロールする前頭葉の機能が落ちると、感情が抑えられなくなったり、うつのような状態になってしまう場合もあります。

血管性認知症に関しては、どの部分の血管が詰まるかによってまったく症状が異なるので、一概には言えませんが、手足の運動をコントロールする部位などで梗塞が起きれば、手足の動かしづらさや歩行障害が生じます。どちらかというとこれは認知症というより脳梗塞に伴った症状です。

脳の血管の異常によるものですから、診断には頭部ＣＴ、ＭＲＩなどの画像診断が

※　Wen CP, et al. Minimum amount of physical activity for reduced mortality and extended life expectancy: a prospective cohort study. Lancet 2011 Oct. 1;378(9798):1244-53.

有効です。さらに細かく分析するには脳血流シンチグラフィーで血流状態を測ります。シンチグラフィーとは、体内に放射線の入った薬を注射する検査方法で、略して「シンチ」などが比較的よく使われます。

また治療としては、脳卒中（脳出血や脳梗塞がここに含まれます）が急に起こってしまったら、急性期の治療をするしかありませんが、脳卒中はある程度予防できるものですから、高血圧、糖尿病、不整脈、脂質異常症などの病気がある人は、定期的に病院に通院しておくことが一番大切です。

レビー小体型認知症

脳の後方に位置する後頭葉の機能が落ちる認知症としてレビー小体型認知症、というものがあります。後頭葉の主な役割は五感の中でいうところの視覚、眼で見た情報を処理する所です。このレビー小体型の認知症は進行が比較的ゆるやかな点がアルツハイマー型と似ており、専門家でもアルツハイマー型との区別が難しいとされています。

実はレビー小体型認知症は日本で発見された認知症です。1976年、日本の小阪憲司医師が、レビー小体というたんぱく質が認知症の原因となることを世界で初めて発表しました。レビー小体型認知症の原因は、文字どおり「レビー小体」というたんぱく質が神経に蓄積することです。レビー小体は「シヌクレイン」というたんぱく質が変形することで発生します。神経の細胞に蓄積したレビー小体は、徐々に神経を破壊していきます。これがレビー小体型認知症の原因です。

レビー小体はどこに蓄積するかによって、病状が変わってきます。レビー小体が大脳に沈着し、神経を破壊すると認知症の症状を引き起こしますし、「脳幹」という脳の真ん中にある場所に蓄積するとかの有名な「パーキンソン病」を引き起こします。**つまりレビー小体型認知症とパーキンソン病は同じ病気の仲間なんです。蓄積した場所によって、症状名や病名が変わってくるんですね。**

ちなみにパーキンソン病とは、脳の中の黒質と呼ばれる場所に存在する「ドパミン」という神経伝達物質が減ってしまい、体が動かしにくくなったり、震えたりするなど運動に関わる症状が出る病気です。ドパミンが減る原因はまだ、はっきりとは分かっていませんが、発病は50~60歳がピークで、40歳未満で発症する時は、「若年性パーキンソン病」と呼ばれます。この病気に罹患された方では、ボクシングの元世界チャンピオンであるモハメッド・アリさん、ハリウッドスターのマイケル・J・フォックスさん、タレントの永六輔さん、芸術家の岡本太郎さんなど、多くの有名人がこの病気を公表されているので、耳にしたことはあるかもしれませんね。

レビー小体型認知症の代表的な行動

レビー小体型認知症の症状の主な特徴としては、幻に視ると書いて「幻視」というものがあります。この幻視では犬や猫などの小動物、虫、子供などのまぼろしが見えてしまう症状が出ることがあり、幽霊を見たと勘違いしてしまう場合もあるんです。視覚を司る後頭葉に十分な血液が流れないと、後頭葉の機能が変化してしまい、正常な状態を保てなくなってしまいます。幻視とはこのような「脳のバグ」で起きてしまうといったところです。「死んだはずの祖父が立っていた」「昔飼っていた猫が枕元にいる」などは幽霊が見えているというわけではなく、この後頭葉の血流の低下が原因ということです。

前頭側頭型認知症

最後に紹介するのが、前頭側頭型認知症。これは前頭葉と側頭葉の神経が正常に働かなくなる症状です。

前頭葉の役割が分かってきたのは古い話ではなく、1930年代に入ってからでした。なんとこの頃は、精神病の治療法として前頭葉そのものを切除してしまう手術が行われていました。ロボトミー手術と呼ばれるものです。きっかけは、チンパンジーの前頭葉を切除したら、たちまち大人しくなる事例があり、それを人間にも適用してみたのです。すると暴れて始末におえない精神科の患者さんも、チンパンジー同様に大人しくなり、この手術が広まっていきました。

しかしその後、手術を受けた患者さんに思わぬ変化が起こります。次のようなものです。

「外からの刺激に対してまったく興味を示さない」

「TPOをわきまえず、社会性の欠けた行動や言動が多くなって自分をコントロールできない」

「今、自分の置かれている状況を理解するのが困難になる」

こういった症状から研究が進み、前頭葉は人間の意欲、感情、社会性といった部分を司っていることが分かってきたんです。

大まかに言えば、前頭葉は「人格・社会性・言語」を、側頭葉は「記憶・聴覚・言語」を司る場所。この2つの部位が冒されると、人は高度な判断や思考ができなくなり、理性が保たれなくなるのです。前頭側頭型認知症はこの前頭葉と側頭葉が正常に働かなくなる認知症なんです。

前頭側頭型認知症の代表的な行動

前頭側頭型認知症は40代から50代の比較的若い、働き盛りの方にも起こるタイプの認知症で「初老期認知症」として多いです。70歳以降の高齢期で発症することはかなり稀《まれ》です。

急に怒りっぽくなったり、もともと空気を読める人がやけに空気を読めない、社会性の欠けた言動をとるようになる場合が多く、

「急に性格が攻撃的になった」

「人間が変わったような発言をする」

などの症状が周囲の印象ですので、本人は病気であるといった認識ができないことが多いのも特徴です。

社会性が欠けた言動とはどういうものか。たとえば、子供は面白がって、わざと汚い言葉を言ってふざけますね。子供であれば叱る親がいるから成り立ちます。でも大きくなって、社会的コントロールが備わると、「そういうことは言ってはいけないのだ」ということが分かり、ＴＰＯをわきまえて言わなくなります。言動が抑制されるのです。

しかし前頭葉が縮まってしまって抑制機能が低下すると、大人であっても周りが気まずくなる言葉を言ってしまうことがあるのです。「あんな汚い言葉を使う人ではなかったのに……」と家族は嘆きますが、認知症が原因であれば、非難しても治りはしません。

ついさっきまでにこやかに話していたのに、いきなり怒り出す。困ったことに、本人は何が怒りのきっかけであったかを覚えていないので、どうしようもありませんが、よくある話なのです。

以下、前頭側頭型認知症の症状例です。

□反社会的行動――抑制の外れた行動を他人や社会に対して行ってしまいます。万引きや窃盗を繰り返すなどが、その一例。

□常同行動――同じ動作、行動を習慣的に繰り返します。時刻表どおりに日常生活を厳密に送ることしかしないとか、同じ所しか散歩しないとかを過剰に繰り返す場合は怪しいですね。

□感情――感情が鈍くなり、感動がなくなります。

□無関心と意欲の低下――周囲に関心がなくなって、配慮する気が失せて、身だしなみが乱れます。

□食行動異常――同じ食品にこだわって食べ続けたり、過食や味覚の変化が起こります。

□言葉の障害――言葉の意味が分からなくなり、人や物の名前が出なくなったりします。言葉がスムースに出なくなるのは側頭葉の機能が落ちているのかもしれません。

第五章

もし認知症になったら？早期発見が人生の航路を決めてくれる

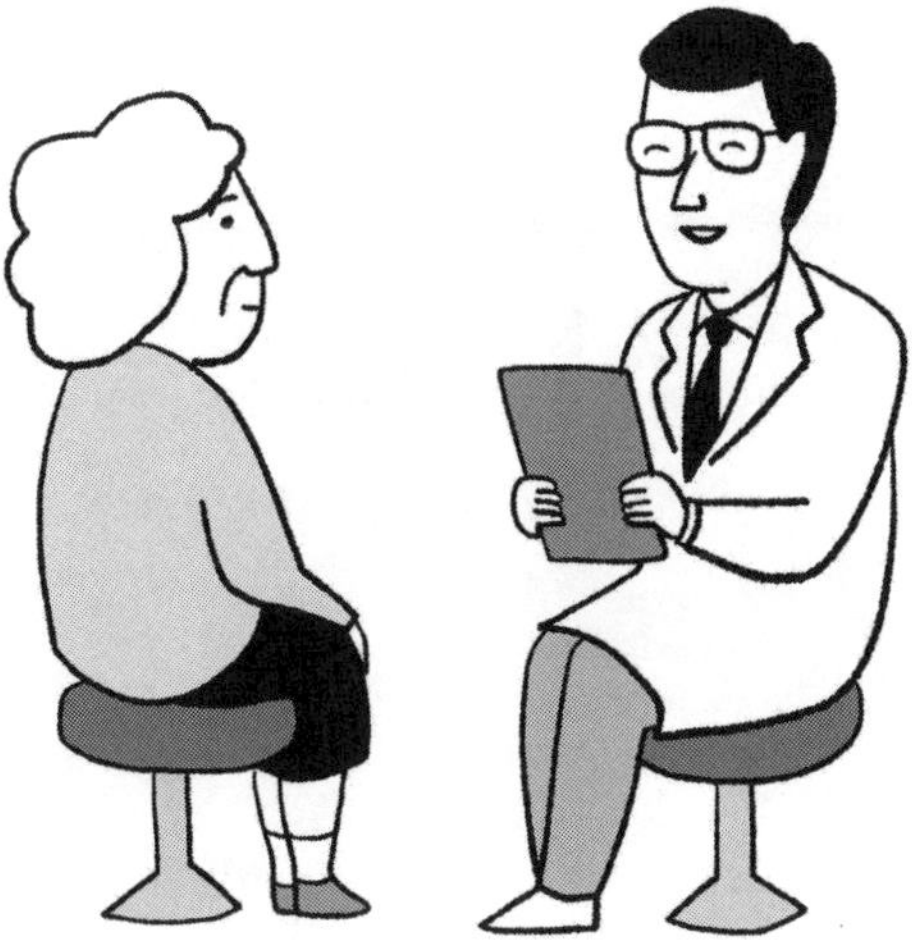

認知症かも、と思った時は？
恐れず、怖じけず診断を！

「認知症かな？」と思ったらまずやること

症状や症例はこれまでの章でいろいろと分かってもらえたかと思います。

では、実際に、

「もしかして、これって認知症の症状？」

と思った時にはどうすればよいのでしょうか？

まず第一にはかかりつけ医に相談してください。町のクリニックで判断が難しい場合は、連携している病院を紹介してくれます。かかりつけの医者がいない、という人は、「精神科」と「神経内科」を探して診療するのが良いでしょう。その中でも「認知症外来」と認知症を専門的にしているところは比較的安心です。

医者は認知症の疑いがある人を診断するとまず何をするのか。それは「スクリーニング」です。スクリーニングとは、簡単な質問に答えるだけで症状の大まかなふるい分けです。前述したように認知症の明確な診断は、死後、脳を解剖しないとできません。ですので、診断をして即座に「これは認知症です」と判断はできず、まず1次審査として、スクリーニングテストにより、可能性が疑われる人をふるい分けるということです。

日本でもっとも広く使われているスクリーニングテストが、1974年に聖マリアンナ医科大学の精神科医だった長谷川和夫氏によって作成された「長谷川式認知症スケール（MMSE検査）」です。これは簡単な9つの質問形式になっていて、正解するごとに得点が積み重ねられていきます。全問正解なら30点満点で、20点以下なら認知症の疑いありです。

MMSE検査は、簡単な内容のものです。認知症になると記憶力、計算力、言語力、見当識能力（現在の日時や、自分が今どこにいるかを理解する能力）が落ちますが、その低下の様子を11の質問に答えてもらうことで、チェックしていきます。

「まず100から7を引いた数を言ってください」

93ですね。

「ではそこからまた7を引いてください」

「86です！」

そこからまた、

「では86－7は？」

「えっと……79」

認知症の人や、高齢者にとっては簡単ではありません。

「そこからまた7を引くと？」

と、どんどん続いていきます。簡単な問題ですが、間違えると減点となるのです。

これらの検査結果とCTなどの脳画像で映し出された脳の萎縮度合を照らし合わせ

て診断が下されます。

　ＣＴ検査では脳に血腫や出血がある場合、それを特定することや、脳萎縮の発見をすることができますし、ＭＲＩ検査では古い脳梗塞の跡も分かります。その他には、「ＳＰＥＣＴ」という特殊な検査を行う場合もあり、これは、わずかな放射線を出す薬剤を投与した上で脳の撮影をするもので、脳の血流が正常か、低下しているかが分かります。ＣＴ検査、ＭＲＩでは発見できなかった脳の異常、障害を検査する上で大変有効な手段なのです。

認知症予備軍ＭＣＩとは何か

　認知症の中でも、ＭＣＩ（Mild Cognitive Impairment：軽度認知障害）とは認知機能の低下は確認できるものの、日常生活を営むには問題ない状態のことを言います。

つまり「認知症予備軍」ということです。正常と認知症の間の状態ということで、近年注目を浴びています。MCIの時点では必ずしも今後、認知症に移行し、生活に支障をきたすようになるかははっきりとは分かりません。

冷蔵庫で入れ歯を冷やしてしまっても、靴の中に鍵を隠してしまっても、押入れに乾いていない洗濯物を入れてしまっても、生活に大きな支障がなければ放っておくことも多いかと思います。しかし明らかにおかしい行動ではあります。このような場合、診療をしてみるとMCIが疑われるケースが多いです。認知症が進んで、「なぜあの時に気づいてあげられなかったのか」と悔やむことはよくある現象ですが、「あの時の、あの異変」に相当するのがたいていの場合、MCIだったということが多いのです。「あれ、ちょっと変」と気づいた時が大切、というのは、たしかに認知症についての一般論です。けれども私は、一般の方がMCIを過剰に意識する必要もないのでは、と考えています。その理由は、**MCIと診断されたからといって、現時点で有効な薬や対処法があるわけではないからです。**MCIを早期発見し、薬によって早期治療が成されるなら、認知症への進行が抑制できるので、ＭＣＩかどうかを知るのは大切なことでしょうが、残念ながら現状はそうではありません。ですので、「ＭＣＩと診断されたから、私はこの先、認知症になってしまうんだ」と、先の人生を決めてしまうことは決してしないでほしいのです。

ある研究ではＭＣＩになった人の約28％が、時間の経過とともにＭＣＩ以前の元の状態に戻った、というデータ※もあります。**認知症は元には戻らない不可逆的な病気、というのは多くの人が知るところですが、ＭＣＩは必ずしもそうではないということです。**

ＭＣＩの状態に入ると認知症のリスクは増大するということを知った上で、ＭＣＩになる前から認知症予防に励むのがベストと言えるでしょう。

なぜ認知症を早期発見する必要があるのか

第一章でもお話ししたとおり、認知症は診断名がついても、進行を抑える薬こそあれど、認知症を治す薬はなく徐々に症状は悪くなっていくものです。しかし、認知症の症状が出現した段階で、早期発見・診断をして、病院でしっかり検査を受けてほしい、一つの非常に大きな理由があります。これは、認知症であることを家族内で受け止め、徐々に受容していく話とはまったく別のものです。

そのたった一つの大きな理由とは、**「一部、治る認知症もあるから」**なんです。「ここまで治らないといっておいて急に手のひらを返すのか」と思われるかもしれません。

※　Henry Brodaty,et al.Mild cognitive impairment in a community sample: the Sydney Memory and Ageing Study.Alzheimers Dement. 2013 May;9(3):310-317.e1.

たしかに認知症は、基本的に「治らないもの」として本書では紹介していますが、**治る認知症と捉えられている病気もあるのです。**これは、**認知症のような症状が出現し、根本となる原因に介入でき、しっかり治療できる病気のことで、英語で「Treatable dementia」と呼びます。**「認知症もどき」と言ってもいいでしょう。

この認知症もどきと認知症の区別は症状だけではなかなかつけることはできませんので、認知症らしき症状があれば病院に行く、ということが非常に重要になってくるのです。結果として、「認知症もどき」の原因があれば、その治療を行うことで、一気に症状がよくなってしまう、こういうケースも存在します。

認知症は現在、完治させる治療法はなく、いわば「不治の病」と言えます。しかし、一見、認知症に思える症状でも、実は「治療できる可能性がある」別の病を罹患しているケースも往々にあります。この「認知症もどき」を知っているか知らないかで、その後の診断も大きく違うのです。「二度と治らない認知症」なのか「治しうる認知症もどき」なのかで、人生が変わってくると言っても過言ではありません。

では認知症もどきにはどのような理由から現れるものなのでしょうか？　その原因を見ていきましょう。

認知症もどき①

ビタミン不足

認知症に間違われやすい症状とは何か。まずは「ビタミン不足」が挙げられます。ビタミンB_1不足は、江戸時代から明治時代に流行した「脚気《かっけ》」という病気の原因として有名です。脚気を患うと、手足の神経が障害されピリピリした症状が出て、心不全の状態になり命を落とすこともある怖い病気です。江戸時代には精製した白米が食されるようになり、バランスを考えた食事を摂取していなかった当時の日本人たちは次々と脚気になり、死者も急増しました。白米を食べることができたのが江戸・大坂といった都市部だけであり、都市を離れ田舎に戻ると治ってしまったので「江戸患い」「大坂腫れ」などと呼ばれていました。

無論、田舎に戻ると脚気が治ったのはビタミンB_1を含んだ玄米食に戻ったからです。そして現代では、原因が解明され脚気が起こることはほとんどなくなりました。

しかし、一部アルコール依存でバランスの悪い食事や、ほとんど食事を食べないという方、また偏食の方にはこのビタミンB_1不足になっていることがあります。そしてこのビタミンB_1不足が起こすもう一つの病気が「ウェルニッケ脳症」、先述した認知症もどきのことです。

「ビタミンB_1」が不足すると、脳の構造物の中でも「第三脳室」「第四脳室」「乳頭体」と呼ばれる場所に変化が起き、思考力や記憶力が低下してしまうのです。ウェルニッケ脳症の診断がついた場合は、点滴からビタミンB_1をたっぷり流し込んで、治療を行います。これで一気に症状が改善してしまうケースもあります。特にアルコールが大好きな方や、食生活に大きな偏りがある方が認知症のような症状を呈したら、ビタミンB_1不足による認知症もどきかもしれません。

認知症もどき②

ホルモン不足

ビタミンの次はホルモンです。

喉ぼとけの下に存在する「甲状腺」という臓器をご存じでしょうか？　この臓器は非常に小さいのですが、体を元気にする「甲状腺ホルモン」を出している非常に重要な場所なのです。しかし、この甲状腺の機能がなんらかの原因で落ちてしまうことがあり、それを「甲状腺機能低下症」と呼びます。甲状腺ホルモンの数値は血液検査のT3、T4と呼ばれる値で分かりますから、その数値が下がっていたら「橋本病」が考えられるわけです。

この橋本病は中年女性に多い病気で、気力の低下、体重の増加、寒気、便秘といった症状が出現することがあり、認知症の症状のように見えてしまうことがあります。

とある60代の女性が、2カ月くらい前から皮膚がかさかさになり、髪の毛も抜け、なんだか気力がなくなり全然動かなくなってしまった。認知症かと思って血液検査をしたところ、甲状腺ホルモンの数値が下がっており、橋本病の治療を行うことで元の状態に戻った。こんなケースもあります。

「橋本脳症」と呼ばれる場合もあるこの橋本病は、いわば「血液検査で分かる認知症」です。多くの場合、認知症の診断をする際にはお決まりのようにこの甲状腺ホルモンの数値を測定し、橋本病が隠れていないかどうかはチェックします。もし橋本病があれば、ホルモンを補充する飲み薬を内服することで、症状が良くなるケースがあります。血液検査で分かる認知症を見逃さないようにしたいですね。

認知症もどき③
うつ病

他にも、「高齢者のうつ病」というのも非常に認知症と間違えられやすい認知症もどきの代表例です。うつ病は、気分の落ち込み、夜寝れない、といった症状から、物事に集中できない、計算ができない、テレビの文字が読み取れない、こういった症状を呈することがあります。第二章で説明した認知症の症状とそっくりではありませんか？　もちろん最終的には病院での判断になるのですが、認知症かうつかの大きな傾向の違いとしては「病気という自覚があるかどうか＝病識があるかどうか」、といったポイントがあります。

うつ病の場合はしっかりと病識があるため、自分の能力が落ちてしまったことを、むしろ必要以上に自覚し、内省し、落ち込む傾向にあります。反対に認知症の人は病識がなくあまり自分自身の症状自体について思い悩む、という傾向は少ないようです。

もちろん、認知症の人もできないことが増えてくると不安や焦燥感にかられるなどはありますが、感情と病識のあるなしとは別の話です。ですので、特に本人が自分自身の症状について思い悩んでいる様子が見受けられる時は、どちらかといえばうつ病の可能性も考慮に入れるとよいでしょう。

うつ病も一般的には完全には「治らない病気」と勘違いされやすいですが、適切な治療を早期に行うことで十分寛解が見込める病気ですし、うつ病は第三章で紹介したLancetによる「12の認知症リスク」の中の一つの項目です。放っておけば認知症のリスクが上昇し、うつ病から認知症の状態にスライドしてしまうように見える場合もあります。「うつ病だからしょうがない」と症状だけで判断して放置するのではなく、早めに病院に行って医師にみてもらうようにしましょう。

他にも、認知症らしき症状で、頭のCTを撮影したら脳腫瘍が見つかったり、第三章で紹介した「慢性硬膜下血腫」が見つかり、手術を行うことで症状が改善してしまう場合もあります。このように正真正銘の認知症ではない可能性もありすぐに介入できる原因がある場合もあるため、認知症のような症状が家族に出現したら絶対に放置はしないようにしてください。

新型コロナウイルスに感染すると脳が縮む？

現在世界中で猛威を奮っている新型コロナウイルスが人間の脳に与える影響について、世界各地でさまざまな仮説が検証されています。

有名な科学誌「Nature」に非常に興味深い論文※が2022年3月に公開されました。その研究内容としては、「UKバイオバンク」と呼ばれるイギリスの研究機関に登録された51～81歳の785名の被験者を対象に、「感染前の脳の画像と感染後の脳の画像を比較して、いったいどのような変化があったのか」を調査したものです。この研究では、感染する前の脳の画像を前もって撮影し、感染後の画像と比較することで、コロナの感染自体の影響をできるだけ浮き彫りにすることができるのではないか、という試みです。

またこちらの論文は、「新型コロナ感染者の脳の画像に関連した縦断的研究（特定の個人や集団の経過、前後関係を追跡する研究）としてはおそらく初めてのものになる」とのことでした。

気になる結果としては脳の中で、人の意思決定に重要な役割をはたす「眼窩《がんか》前頭皮質」という部分や、記憶を整理したり検索したりする役割のある「海馬傍回《ぼうかい》」という場所の組織の厚みが減少していたというもの。また臭いを扱う「一次嗅覚皮質」という場所に機能面で関係している部分の組織が損傷していたこと。そして、そもそも脳

※ Gwenaëlle Douaud,et al. SARS-CoV-2 is associated with changes in brain structure in UK Biobank. Nature. 2022 Mar 7.

自体のサイズが減少していたというものでした。

前述したように認知症の症状として「臭いの感じづらさ」というものが存在します。そして新型コロナウイルス感染時の合併症として味覚障害とならんで「嗅覚障害」が認められるのは周知の事実ですが、このようにウイルスが脳の臭いを取り扱う組織自体に影響を与える特性から、嗅覚障害が起きている可能性があります。入院となった被験者を除いても同様の傾向が認められたとのこと。要するに軽症者に関してもこのような脳細胞への影響が引き起こされる可能性はあるわけです。

過去にも、新型コロナウイルスが脳をはじめとした「中枢神経系」に存在することが発見されたという報告はありましたが、今回紹介した論文のように、より具体的にウイルスが脳に与える影響の実態が解明されてきています。

一般的な関心事としては、こういった脳への影響が「一過性」なのか「長期的」に続くのかという話だと思われます。しかしその点に関しては、中長期視点での今後の研究が待たれますので、現段階で過度な心配は禁物です。とはいえ、依然として新型コロナウイルスに感染することで脳に関係するさまざまな影響が認められる可能性は否定できません。

新型コロナウイルスと認知症

新型コロナウイルス感染症については、認知症予防の観点からもできるだけかからないほうがよさそうです。

新型コロナウイルスに関して、最先端研究に特化した生物医学ジャーナル「Nature Medicine」誌から興味深い論文※が公表されました。

※ Yan Xie,et al. Long-term cardiovascular outcomes of COVID-19. Nat Med. 2022 Feb 7.

その論文の内容としては、アメリカ合衆国の退役軍人省のデータベースを元に、COVID－19に罹患し、最初の30日間を生存した米国退役軍人の15万3760人もの集団データを対象に発症後1年間の後遺症について調査された研究です。

この研究の結果としては、感染後1年間の、

□不整脈、心臓の炎症、心筋梗塞といった心臓に関する疾患
□脳梗塞などの脳血管障害
□血栓塞栓症（足などの血管に血栓が詰まる病気）

こうした「血管」に関連する病気に罹患するリスクが上昇した、というものでした（たとえば心筋梗塞は心臓の「血管」が詰まる病気、脳梗塞は脳の「血管」が詰まる病気です）。

重症度の高い人のほうがリスクが上昇する割合が大きい傾向にありましたが、入院の必要がなかった「軽症」の人たちにおいてもそのリスクは上昇しておりました。もともと新型コロナは「ＡＣＥ２」と呼ばれる受容体に、ウイルスの「スパイク」という、とげとげの部分が結合することで感染すると言われています。そのため、このＡＣＥ２受容体が血管にも分布していることから血管の炎症や、血栓ができやすくなる傾向になることはよく指摘されていました。

そして「１年間」という感染後一定の期間においても、こういった「血管」にまつわる疾患のリスクが上がる可能性が示唆されたのです。この研究では感染後30日間を「生存した」人々を対象に行われているとはいえ、１年間のリスク増加という表現に留まっています。

感染後「２カ月後」と「10カ月後」を比較した場合、徐々にリスクが低下していく可能性もあります。なので、今後10年単位などロングスパンで見た時にどういった評価になるのかはまだ分かりません。闇雲に恐れる必要はない一方で、今後長期的にこういった脳や心臓などの血管に関連した病気に罹患するリスクが上昇する可能性も否定はできません。

その場合は、認知症との関係でいえば、脳の血管のダメージによる「脳血管性認知症」のリスクが上昇する可能性があります。だからこそ感染した人にも、そしてまだ感染していない人にも認知症予防の観点で伝えたいのは、「自分の血管をできるだけ良い状態でキープする取り組みをしていこう」です。

ここまで説明してきたように喫煙、運動不足、生活習慣病……こういった要因によって血管の「動脈硬化」が進行し、脳梗塞や心筋梗塞といった、血管に関連する病気のリスクが上昇します。新型コロナウイルスももちろん怖いですが、明らかに血管にダメージを与え、脳血管性認知症のリスクを上げると証明されているこれらの生活習慣対策を行うことができれば、血管に関連する病気のリスクは下げられます。当然「感染しない」のがもっとも良いです。しかし現状、十分な対策を取っていても感染してしまうこともあるでしょう。

だからこそこのコロナの時代を機に、喫煙、運動不足、生活習慣病といった「血管の病気のリスク」と向き合い、日々の生活習慣を見つめ直し、予防医学に触れるきっかけにしていく。こういうポジティブな捉え方、考え方をするのはいかがでしょうか。

このコロナ禍で自分の体と向き合うのは必須の時代となりました。「どうにもならないこと」がある一方で、「自分で変えられること」もあります。繰り返しになりますが、認知症のリスクを下げる科学的に証明された方法は確実に存在します。

そしてそれはここまで紹介してきました。簡単な対策から一歩一歩始めていきましょう。

認知症治療の最前線。特効薬はできるのか？

こんな医学が発展してきた中でも、**認知症の薬に関しては、現状、効果が明確に、はっきりと証明されているものはない**と言えます。もちろんいくつかは認知症に効くと言われたものもありましたが、「エビデンスとして十分な効果が証明できない」という理由から、認知症の薬が保険適用外となっていたりするのです。

ポリファーマシーという言葉を聞いたことがおありでしょうか。ポリ（多くの）＋ファーマシー（薬）から成る造語で、多くの薬を同時に服用することで副作用などの有害事象が引き起こされることで、「多剤併用」と訳されることもあります。認知症の患者さんは高齢なこともあって、通常いくつかの他の疾患を抱えています。それらの薬に加えて認知症の薬を飲むとなると、ポリファーマシーになってしまう危険性があるのです。

抗認知症と呼ばれる薬は、イコール認知症の進行抑制薬。認知症そのものを根治するのではなく、進行の度合をゆるやかにする作用をもたらすものなのです。さまざまな病気に対する薬剤には、認知機能の悪化を招くものもあり、症状の進行が原疾患そのものの進行なのか、薬剤の副作用なのか、判然としない場合があります。認知症の治療には、併用している薬剤のことも考えて、薬の減量や中止も視野に入れることが大切です。

認知機能が低下してから運転は可能なのか

高齢化が進む現代において、高齢者ドライバーの運転ミスによる、痛ましい事故は社会問題とも言えます。事故を起こした原因の多くが、認知機能の低下によるものであることは、容易に想像がつきます。事故を起こせば相手を傷つけるだけでなく、人生の最場面を交通刑務所で送る、という悲惨な結末を迎えることになります。

2017年に道路交通法が改正されて、75歳以上の高齢者は、免許の更新時に認知機能検査を受けることが義務づけられました。その検査で認知症の疑いがある場合は医師の診断を受けます。診断で認知症の疑いアリとなると、免許取り消しや免許停止となります。

認知症となるとなぜ事故を起こしやすくなるのでしょうか。前頭葉は「注意力」の要になっている場所。前頭葉が司る注意機能には、大きく分けても「焦点的注意」「持続的注意」「選択的注意」「分割的注意」などの種類があります。「分割的注意」とは「何を記憶して、何を記憶しないか」と選別するもの。つまり、さまざまな情報から何かを選んで、そこに注意を向ける機能です。認知症になると、この注意力が衰えて、周りの状況から、その時に必要な情報を瞬時に選択して判断した上で運転することが難しくなるのです。本来運転とは多くの作業を並行して行う、そうとうに複雑な行いです。「分割的注意」とは言い換えれば「同時にいろいろな作業をするための注意」ということもできます。次にどの道に入ったらいいか、車線変更はいつしたらいいか、ウインカーはいつ出したらいいか……。子供は突然飛び出してきます。どう対処したらいいのか……。一つのことしか頭に入らず、一つのことしか判断できないとなると、車の運転は困難になるはずです。認知症に加えて、高齢になると通常は見える範囲がだんだん狭くなっていきます。視野の外に障害物があったり、人が立っていたりすると、とても危険です。

高齢の親のことを心配して「運転をやめさせたい」という悩みも多く聞きます。交通事故を起こす高齢者は認知症に違いないと、いちがいに決めつけることはできませんが、認知症になれば一般に反応は遅くなり、判断も遅れがちとなって、自己中心的な運転になりやすいことはたしかでしょう。**運転の可否を判断する一つの目安は、車庫入れの時に何度もこする、ノロノロ運転ばかりしているとか、センターラインに乗**

り上げているとか、運転技術が低下しているかにあります。日常生活で車移動が多い地方に住む人にとっては、運転ができないことが死活問題にもなります。免許返納を嫌がる高齢者も多いことは事実ありますが、本人の安全、また人を巻き込む危険性を考えると、不安を感じた時点で、本人にきちんと話すことが肝要です。

あとがき

ここまで、認知症の「予防」をテーマに、認知症についてさまざまな角度で触れてきました。そして最後に、お伝えしておきたいことがあります。

それは、それでも認知症と「ともに生きる」覚悟は誰しもにとって必要であるということです。

本著では予防の重要性についての話をしてきましたが、年齢を重ねれば、それでも認知症になる可能性を0にすることはできませんし、人間はどうしても晩年どこかのタイミングで認知機能が落ち、ゆるやかに死に向かっていくことが多いです。

繰り返しになりますが、認知症はなってから10年くらいで、徐々に脳の身体の機能が落ち、亡くなることが多い状態です。

つまり、認知症になってからは、人間の一生の中でいうところの「晩年」を過ごすことになる、こう思っておいたほうが良いのです。

認知症の予防というのは、この晩年をいかに先送りにし、活動的に過ごせる、自分の足で行動できる期間を増やしていくのかという意味合いにおいて重要なのであって、認知症にならずに、まさに「ピンピンコロリ」といったように、元気な状態から急に人生の幕が下りるわけではないのです。

だからこそ、この認知症予防の本の中でも、認知症になった時のエピソードや、認知症になった時どうするべきなのかなど、認知症と共存していくためのエッセンスも多く盛り込ませていただきました。

まさに「人事を尽くして天命を待つ」。

認知症との向き合い方の正解は人それぞれかもしれませんが、私は本著で紹介した正しい認知症予防のためにできることの中で、自分にとってできる習慣を取り入れ、自分にできることをしっかりこなした上で、あとは天に任せる、このような心構えが良いのではないかと思います。

もちろん、すべてを完璧にこなす必要はありませんし、それができる人はかなり稀でしょう。ずっと毎日認知症の予防のことばかり考えてはいられません。

でも、きっと今回この本を一読してもらったみなさんの頭のかたすみには、これからもきっと大事な認知症予防の知識が残っているはずです。

そして、その知識がこれからの人生の1ページの中で役に立つ時もあるでしょう。

お母さんの耳が遠くなったなと感じた時。
仕事をやめて、退屈そうに過ごしているお父さんの背中を見た時。
そして、財布をぱんぱんにしてお金を払っている姿を見た時。

ふと、認知症になる恐れのある行動や、認知症の最初のサインに、これから気がつくようになっているはずです。そんな瞬間は、この本、そして認知症のことを少し、思い出してほしいと思います。

認知症の予防に有効とされている手段は、他の病気の予防にも直結するものですし、人生の幸福度を上げるものも多く含まれています。

1日1日を大切に、少しでも多く、1回でも多く認知症予防につながる行動を丁寧に選択していくことが、私たちが大切な人を過ごす時間を増やすために重要なことなんです。

本著でご紹介したお話が、1人でも多くの人にとって、後悔の少ない、明るい老後、そして晩年につながっていってくれれば、それ以上の喜びはありません。

最後になりましたが、認知症の方の病床でのリアルな経験談と、認知症についての総合診療におけるご意見をお聞かせくださった東京北医療センターの齊藤惣太先生、そして貴重な執筆の機会をいただいたマガジンハウス編集部の松田祐子様に心より御礼を申し上げ、筆を置かせていただきます。

森　勇磨

予防医学ch ／ 医師監修ウチカラクリニック

https://www.youtube.com/@user-vp2to4fk9v

森勇磨（もり・ゆうま）

内科医／ Preventive Room 株式会社代表

藤田医科大学救急病棟で勤務後、2020 年 2 月より「予防医学 ch/ 医師監修」をスタート。
現在登録者は 48 万人を突破し、総再生回数は 5000 万回を超える。株式会社リコーの専属産業医として、予防医学の実践を経験後、独立。法人向けの福利厚生としてのオンライン診療サービスの展開、健康経営のコンサルティングなどを通じて予防医学のさらなる普及を目指している。著書に『40 歳からの予防医学』（ダイヤモンド社）など。

マガジンハウス新書 014

認知症は予防が9割

ボケない7つの習慣

2023 年 3 月 30 日　第 1 刷発行
2024 年 1 月 31 日　第 2 刷発行

著　者　森勇磨
発行者　鉄尾周一
発行所　株式会社マガジンハウス
〒 104-8003　東京都中央区銀座 3-13-10
書籍編集部　☎ 03-3545-7030
受注センター　☎ 049-275-1811

印刷・製本所／中央精版印刷株式会社
編集協力／水無瀬尚
イラストレーション／ iziz
ブックデザイン／ TYPEFACE（CD 渡邊民人、D 谷関笑子）

ISBN978-4-8387-7510-1 C0247